食品に含まれる
合成化学物質の安全性

あなたの食べるものに入っている化学物質を
最小限にするために役立つ情報・データ一覧表

著 者

パトリック J.サリヴァン博士

ジェイムス J. J.クラーク博士

翻訳　　金岡　環

目 次

はじめに ……5

1 食事に含まれる合成化学物質 ……6
健康への影響とは？ ……6
より安全な食品とは？ ……7
FDAデータの収集過程を理解しよう ……8
本書の使い方 ……9

2 食品に含まれる異なる合成化学物質の数 ……11
表2-1　各食品で検出された合成化学物質の総数 ……12
乳製品 ……13
表2-2　乳製品別の含有合成化学物質数および汚染物質の平均数 ……13
表2-3　乳製品別の含有農薬の総数 ……14
タンパク質製品 ……14
表2-4　タンパク質製品別の含有合成化学物質数および汚染物質の平均数 ……15
果実製品 ……16
穀物／木の実製品 ……16
表2-5　果実製品別の含有合成化学物質数および汚染物質の平均数 ……17
表2-6　穀物製品別の含有合成化学物質数および汚染物質の平均数 ……18
野菜製品 ……19
混合食品 ……19
表2-7　野菜製品別の含有合成化学物質数および汚染物質の平均数 ……20
表2-8　混合製品別の含有合成化学物質数および汚染物質の平均数 ……21
乳幼児用製品 ……22
表2-9　乳幼児用製品別の含有合成化学物質数および汚染物質の平均数 ……23
データの概要 ……24
図2-1　乳製品の合成化学物質汚染の概要 ……25
図2-2　タンパク質製品の合成化学物質汚染の概要 ……25
図2-3　果実製品の合成化学物質汚染の概要 ……26
図2-4　穀物／木の実製品の合成化学物質汚染の概要 ……27
図2-5　野菜製品の合成化学物質汚染の概要 ……28
図2-6　混合製品の合成化学物質汚染の概要 ……29
図2-7　乳幼児用製品の合成化学物質汚染の概要 ……30

3 バランス食に含まれる合成化学物質 ……31
食品に含まれる合成化学物質 ……31
乳製品に含まれる合成化学物質 ……32

表 3-1　乳製品における農薬の発生頻度 ……34
表 3-2　乳製品における工業用化学物質の発生頻度 ……35
タンパク質製品に含まれる合成化学物質 ……36
表 3-3　タンパク質製品における農薬の発生頻度 ……37
表 3-4　タンパク質製品における工業用化学物質の発生頻度 ……39
果実製品に含まれる合成化学物質 ……41
表 3-5　果実製品における農薬の発生頻度 ……42
表 3-6　果実製品における工業用化学物質の発生頻度 ……46
穀物／木の実製品に含まれる合成化学物質 ……46
表 3-7　穀物製品における農薬の発生頻度 ……48
表 3-8　穀物製品における工業用化学物質の発生頻度 ……52
野菜製品に含まれる合成化学物質 ……54
表 3-9　野菜製品における農薬の発生頻度 ……56
表 3-10　野菜製品における工業用化学物質の発生頻度 ……61
混合製品に含まれる合成化学物質 ……63
乳幼児用製品に含まれる合成化学物質 ……63
表 3-11　混合製品における農薬の発生頻度 ……64
表 3-12　混合製品における工業用化学物質の発生頻度 ……74
表 3-13　乳幼児用製品における化学物質の発生頻度 ……78
バランス食に含まれる合成化学物質 ……83
表 3-14　バランス食における曝露を示す化学物質の発生頻度（％） ……84
データの概要 ……85

4　食事および化学物質の混合物 ……86

表 4-1a　低脂肪食と高脂肪食の比較（低脂肪食の例）……87
表 4-1b　低脂肪食と高脂肪食の比較（高脂肪食の例）……88
表 4-2a　ベジタリアン用の食事の比較（厳格なベジタリアン用の食事）……89
表 4-2b　ベジタリアン用の食事の比較（ベジタリアン用の食事＋卵と乳製品）……90
表 4-3　サンドイッチの比較 ……92
表 4-4　最悪のランチボックスの例 ……93
表 4-5　最良のランチボックスの例 ……93
まとめ ……94

付録 1　マーケットバスケット調査と化学物質の詳細 ……95
　　　　表・付-1　マーケットバスケット調査の概要 ……95
　　　　表・付-2　食品中に検出された化学物質一覧 ……96
付録 2　フード・ガイド・ピラミッド
　　　　毎日の食品を選択するための手引き ……100

はじめに

　古代エジプトではチキンスープが風邪の治療に処方されていたことから、その治癒力は昔から知られていました。今もなおアメリカでは、チキンヌードルスープは風邪やインフルエンザの諸症状の治療に用いられる馴染みの食べ物です。

　こうした治癒力を考えれば、米国食品医薬品局（FDA）が検査した240の食品の中で、合成化学物質に**汚染されていない**わずか5つの食品のうちの1つにチキンヌードルスープが含まれていたという事実に、われわれはみな、安堵の気持ちを抱かざるを得ません。馴染みの食べ物は他にもありますが、はるかに悪い結果が出ているからです。

　低レベルの個々の合成化学物質が人の健康に及ぼす影響に関して、毒物学者による研究はまだ始まったばかりです。残念ながら、化学物質の混合物の毒性作用についてはほとんどわかっていません。このように未知数であることを考えると、その背景にある、アメリカ社会で評価された健康への影響の一部は、合成化学物質の複合混合物の摂取が原因であると言えよう。

　化学物質の混合物がわれわれに害を及ぼすかどうかはわかっていないため、食品に含まれる合成化学物質を理解することが重要となります。そこで本書は、読者が、どんな食品を選択すればよいかを、詳細を知った上で判断できるよう、化学や毒物学の複雑さをなくし、単純化し系統立てた内容になっています。

　食品に含まれる合成化学物質について、また毒性化学物質の混合物のアメリカ各地の摂取状況についてさらに詳しく知りたい読者は、2006年に出版された次著《Toxic Legacy, Synthetic Toxins in the Food, Water and Air of American Cities》の中で完全に解説したので、これをお読みいただきたいと思います。

　　　土壌科学者・地球化学者　　　　毒物学者
　　　　パトリック J.サリヴァン博士　　ジェイムス J.J.クラーク博士

第1章
食事に含まれる合成化学物質

アメリカの食品に含まれる汚染物質に関する米国食品医薬品局（FDA）のデータを徹底的に評価した結果、確実に言えることは次の3点である。

> **1**：果実類、野菜類、穀類、乳製品およびタンパク質製品から成るバランスのとれた食事をしている人はだれもが、毎日約32種類の合成化学物質を摂取している可能性がある。
> **2**：1人の人が実際にどれだけの数の異なる合成化学物質を摂取しているかは、日々の食事に含まれる食品の種類と、選択する有機製品の量によって決まる。
> **3**：米国農務省（USDA）による「有機」認定食品であっても、複数の合成化学物質が含まれることがある。

これらのことをふまえて、合成化学物質は人の健康にどのような影響を与えるだろうか？　FDAの答えは「健康への影響はない」であろう。それはなぜか？　FDAが検査した食品中の濃度は、米国環境保護局が安全とみなす水準を超えていないからである。

健康への影響とは？

実のところ医学者たちは、食品に入り込んでいる低レベルの化学物質の混合物が、人にどのような毒性作用を及ぼすかをまだ予測できないでいる。科学者は化学物質の混合物の有する毒性作用についてほとんど知識がないが、複数の化学物質の摂取により相乗作用が生じることは理解している[*1]。

＊1　このような相互作用は、2種類の食品を食べ合わせるとお腹をこわすが、それぞれ単独で食べても有害な作用が出ないことと似ていると言えよう。

したがって、摂取される合成化学物質の数が多ければ多いほど、健康への相乗作用または相加作用が生まれる確率が高くなると考えることは、適切であり現実的である。このような可能性を考えると、その背景にある、アメリカ社会で評価された健康への影響の一部は、合成化学物質の複合混合物の摂取が原因であると言えよう。

　現状では、低レベルの化学物質の混合物が害を及ぼすかどうかを予想できないため、一人一人の健康には先行きが見えないという結論しか出せない。このようなわけで、体内で許容できる合成化学物質の種類と量を左右する一つ一つの食品をどう選択すればいいのか……それを理解する必要があるのである。それが本書の基盤となる認識である。

　本書は、どのような合成化学物質が、異なる食品（有機食品を含む）に認められるか、また、個々の食品の選択が、どのように毎日の食事に含まれる合成化学物質の数と種類を決めるかを知る手引きとなる。本書を読めば、消費者は、より安全な食品を使った食事を選択できるようになるであろう。

より安全な食品とは？

　安全な食品には検出可能な残留合成化学物質は含まれない。しかし、標準的な農業生産や加工処理業務を考えると、多くの食品は化学合成農薬や工業用合成化学物質に汚染されている。これにはUSDAの「有機」認定を受けた食品も含まれる。多くの有機食品には、相変わらず1970年代、1980年代以降使用されていない農薬やその分解産物が含まれるからである。さらに、一部の有機食品の中には、他の有機食品よりも多くの農薬や工業用化学物質を含有するものがある。この意味で、安全な食品とは必ずしも「有機」食品ではないということが言えるのである。

　安全な食品には残留合成化学物質が含まれないため、食品中に化学物質が多く認められれば、それだけその食品の安全性は低くなる。

　さて本書がデータを示す目的は、以下の通りである。

- 個々の食品がどの程度汚染されているかを説明すること
- 合成化学物質が含まれると思われる**有機**食品を特定すること
- バランス食に生じると思われる化学物質を特定すること
- 低脂肪食または高脂肪食、ベジタリアン用の食事、小児用の食事が、汚染された化学物質の数や種類の影響をどのように受けるかを示すこと

　本書を理解し活用するために、一番重要な第一歩から始める。まず、これらの化学的データがどのように集められたかを知ること、これが必要である。

FDAデータの収集過程を理解しよう

　本章に示したデータは、食品中の化学物質の混合物に焦点を当てるため、FDAの全食事量調査（Total Diet Studies）で発表されたオリジナルのデータセットを編集し直したものである。オリジナルの全食事量調査はwww.fda.gov（「Foods」のサイト）上で閲覧可能である。これらの研究では、FDAは「マーケットバスケット調査」（市場で流通している農産物等を通常行われているように調理をして、含まれる農薬の摂取量を調べること）の中でそのデータを示している。「マーケットバスケット調査」には次のアプローチが用いられる。

- 特定の食品（例：ピザ、鶏肉、ジャガイモなど）を異なる3つの市で購入する。この3市で購入した食品が、そのサンプルを収集する期間に行われるマーケットバスケット調査の対象となる。購入した食品は、**有機的**に製造されていないことが、マーケットバスケット調査でわかっている。
- それぞれの食品をすぐに食べられる状態に調理する。たとえば、冷凍ピザは焼き、鶏肉はあぶる（ロースト）か油で揚げ、ジャガイモは揚げる、焼く、あるいはマッシュポテトにする。調理過程は、調理済み製品にどのような汚染物質が存在する可能性があるかに影響するため（例：フライドチキンには調理油と小麦粉が含まれるが、ローストチキンには含まれない）、重要である。

- 食品をそれぞれ調理したら、1食品につき3つずつあるサンプルを混合して1つのサンプルにする。たとえば、オレンジの場合、サンプルとして購入した3個のオレンジはそれぞれ皮をむき、果肉を1つにまとめる。
- このように混合して1つにまとめたものをFDA研究所に送付し、特定の合成化学物質の濃度測定を行う。

1982年以降、年4回、アメリカ西部、北中部、南部、北東部の4地域からマーケットバスケットサンプルが収集されている。FDAのマーケットバスケット調査は1991年第3四半期（MB91-3）に始まり、現在、2001年第4四半期（MB01-4）が終了している。本書で用いたマーケットバスケット調査の詳細およびFDAのマーケットバスケット調査の対象食品中に検出された合成化学物質については、付録1（P.95）で説明する。本書で選択したデータからは、アメリカ全体での5年間にわたる化学汚染物質の動向がかいま見られる。

本書の使い方

本書の目的は、個々の消費者が情報を詳しく知った上で食品の選択にあたれるようにすることである。この目標を念頭に置けば、本書を以下の3通りの方法で使うことができる。

1. 特定の食事やレシピについて、化学物質がもっとも少ない食品を最初に選択できるようにするための手引きとして、本書を用いるとよい。食品中に中レベル、高レベルあるいは非常に高レベルの汚染物質が存在する場合は、その食品の代わりに有機製品を使うようすすめる。

2. 有機食品を選択する際、禁止農薬で汚染されている可能性が最も高い有機製品リスト（食品カテゴリー別）に照らし合わせて、その食品をチェックすべきである。このことは、とりわけ乳製品やタンパク質製品、野菜製品に当てはまる。食品に禁止農薬が使われていた場合、消費者は代わりのきく似たような食品を使わなければならない。たと

えば、焼いたジャガイモの代わりに皮をむいたジャガイモを、全乳の代わりにスキムミルクを、牛挽肉の代わりに豚肉または七面鳥肉の挽肉を、というぐあいである。

3．データの概要（P.24〜）には、特定のレシピや、毎日の食事に含まれる化学物質の数や種類を最小限に抑える食事を考えられるよう、食品に含まれる可能性が非常に高い化学物質のリストを示す。たとえば、12種類の残留化学物質が含まれるピーナッツバターサンドイッチやジャムサンドイッチと、5種類の残留化学物質が含まれるツナサラダサンドイッチを比較するときに使用することができる。

※　日本版のための注
　　本文中に、サービングという言葉が出てきます（例えばP.13の4行目など）。この意味は、およそ1食分ということで、食パンなら1枚、牛乳1カップ、リンゴやオレンジは中くらいの大きさのもの1個を表します。
　　また、本文中に出てくる合成化学物質（含む農薬）の名前、及び、『第3章　バランス食に含まれる合成化学物質』の中の表にある合成化学物質（含む農薬）のアルファベット表記については、巻末（P.96〜）に対照表があります。

第2章
食品に含まれる異なる合成化学物質の数

本書で用いた12回のマーケットバスケット調査では、合計240種類の食品を評価している。意義のあるデータとするため、各食品を次のカテゴリーのいずれかに分類した。

- 乳製品
- タンパク質製品
- 果実製品
- 穀物／木の実製品（各製品のほとんどが穀物または木の実）
- 野菜製品（学術的には果実であるが、通常はサラダに使われる一部の製品を含む）
- 混合製品（乳製品、果実製品、穀物製品、タンパク質製品および野菜製品の組み合わせ）
- 乳幼児用製品（乳幼児用に特別に製造・加工したもの）

　このカテゴリーを用いて、各カテゴリー内の個々の食品に生じるさまざまな化学的汚染の程度を示すため、マーケットバスケット調査データをまとめている。
　化学汚染物質の総数には、食品カテゴリーによる大きなばらつきがみられる。
　表2-1は、各食品カテゴリーで検出された化学物質の総数を、マーケットバスケット調査別に示したものである。

表2-1 各食品で検出された化学物質の総数

	乳幼児用製品	タンパク質製品	乳製品	果実製品	穀類製品	野菜製品	混合製品
96-1	40	51	47	90	121	149	197
96-2	43	36	29	83	68	121	171
97-1	37	39	52	80	81	118	197
98-1	23	35	46	71	106	142	175
98-2	24	37	37	59	76	114	160
98-3	28	31	40	57	82	135	173
98-4	43	48	53	67	98	168	207
99-1	32	54	67	84	107	150	217
99-3	43	75	67	89	138	143	268
00-1	31	79	85	70	123	135	283
00-3	46	66	68	85	140	146	284
01-3	39	76	64	82	153	163	311
計	429	627	655	917	1293	1684	2643
1食品に含まれる化学物質の平均数	1.23	2.18	2.73	2.83	2.91	3.12	3.73

　本表の平均値は、1食品当たりに含まれる異なる化学物質の平均数をカテゴリー別に表したものである。この平均値を見ると、汚染の最も少ない食品カテゴリーは乳幼児用製品であり、1食品当たりの汚染物質の平均数が最も多い食品カテゴリーは混合製品であることが明らかである。

　このことは、乳幼児用製品は、積極的に農薬の数の削減に務めていることから、予想できる。これに対して、混合製品では、異なる食品カテゴリーで使われている複数の農薬と工業用化学物質がすべて含まれる。このデータは、ベジタリアンは汚染物質がもっとも多い食品群（すなわち、果実類、穀類／木の実類、野菜類）を食べていることも示唆する。

　ほとんどの人の予想通り、各食品カテゴリーの中で個々の食品を汚染している化学物質の種類（数）にはばらつきがある。食品カテゴリーのそれぞれについてこのばらつきを解説する。

第2章　食品に含まれる異なる合成化学物質の数

乳製品

表2-2は、乳製品別の、マーケットバスケット調査で検出された異なる合成化学物質（農薬または工業用化学物質）の数および汚染物質の平均数である。

表2-2　乳製品別の含有合成化学物質数および汚染物質の平均数

乳製品	96-1	96-2	97-1	98-1	98-2	98-3	98-4	99-1	99-3	00-1	00-3	01-3	平均
スキムミルク	1	0	0	0	0	0	0	0	0	0	0	0	0.08
チョコレートミルク	1	0	1	0	0	0	1	1	0	0	0	0	0.33
プレーンヨーグルト（低脂肪）	0	0	1	1	1	0	0	1	0	2	0	0	0.50
カッテージチーズ（4%）	1	0	1	1	0	0	0	2	0	2	0	0	0.58
チョコレートミルクセーキ	1	0	0	1	0	0	1	1	1	1	0	2	0.67
フルーツ風味ヨーグルト	1	0	1	2	2	0	2	2	0	0	1	0	0.92
無糖練乳	2	1	1	1	1	1	1	1	1	2	0	0	1.00
牛乳（2%）	2	0	3	1	0	0	3	1	1	2	0	0	1.08
ハーフ＆ハーフ（コーヒー用クリーム）	1	1	1	2	1	1	3	3	1	2	2	2	1.67
アイスクリーム（ライト：乳脂肪分が少ない）	1	2	2	2	1	1	2	1	2	2	2	4	1.83
全乳	1	0	4	1	1	0	2	2	2	3	1	4	2.00
シャーベット	1	3	3	2	2	2	1	1	2	3	5	3	2.33
バニラアイスクリーム	1	1	3	1	2	2	4	5	5	5	7	5	3.42
サワークリーム	5	2	5	4	2	4	4	5	6	5	6	4	4.33
スイスチーズ	2	5	5	4	3	4	4	6	6	8	8	6	5.08
チェダーチーズ	5	3	5	4	5	3	10	8	6	8	6	5	5.33
クリームチーズ	6	2	3	4	4	5	5	7	7	10	6	6	5.42
アメリカンチーズ（プロセスチーズ）	5	3	5	4	3	6	4	5	9	10	10	8	6.00
バター	10	6	8	11	10	9	10	13	18	20	14	15	12.00

この表を見ると、高脂肪の乳製品は汚染度が高いようである。バターはその他の乳製品に比べてかなり汚染されている。農薬は油脂に溶けやすいことがわかっているため、高脂肪食品または油を含有する食品は農薬を多く含むと考えるべきである。1サービング当たりの脂肪量（g）およびリストにある乳製品の1サービング当たりの量（g）を用いて、次の表では、各製品で検出された農薬の総数（全マーケットバスケット調査について）と製品1g当たりの脂肪量（g）を比較する。

このデータは一般に、乳製品の脂肪含量が増加すると、農薬数も増加することを示す。検査したチーズには相当数の農薬が含まれるため、消費者は低脂肪チーズを選択した方がいいかもしれない。タンパク質製品に関して、1サービング当たりの脂肪量（g）の情報はないが、高脂肪の肉製品も同様に汚染度が高いと結論づけても差しつかえないと考える。

表2-3　乳製品別の含有農薬の総数

乳製品	農薬の総数	製品1g当たりの脂肪量(g)
バター	67	0.79
クリームチーズ	37	0.36
スイスチーズ	31	0.29
アメリカンチーズ	29	0.26
サワークリーム	28	0
チェダーチーズ	24	0.32
ハーフアンドハーフ（コーヒー用クリーム）	20	0.10
バニラアイスクリーム	18	0.14
全乳	15	0.03
牛乳（2%）	13	0.02
無糖練乳	11	0.06
アイスクリーム（ライト）	7	0.06
カッテージチーズ（4%）	7	0.05
プレーンヨーグルト（低脂肪）	6	0.02
スキムミルク	1	0

タンパク質製品

表2-4は、タンパク質製品別の、マーケットバスケット調査で検出された異なる合成化学物質（農薬または工業用化学物質）の数および汚染物質の平均数である。

これらのデータから、加工肉（例：ホットドッグ、ボローニャソーセージ、サラミソーセージ）は筋肉そのものの製品（例：ステーキや鶏胸肉）よりも化学物質を多く含むことが示唆される。この原因として、このような加工肉の脂肪含量が関係しているのではないかと思われる。一般に、牛肉製品は豚肉製品に比べて

汚染物質を多く含むが、鶏肉では非常に少ない。明らかに、タンパク質製品の脂肪含量と、その製品における合成化学物質の発生には、なんらかの相関があるようである。魚に含まれる化学物質の数も脂肪酸の発生と相関しているかもしれない。たとえば、サケやマグロはタラよりも脂肪酸を多く含有することが知られているため、サケはタラよりも汚染物質が多いと予想される。

固ゆで卵と卵焼きに含まれる汚染物質はいずれも、平均して1以下である。しかし、スクランブルエッグには平均2.1の汚染物質が含まれる。卵の調理法（すなわちバターまたはマーガリンの使用）によって、検出される化学物質の数が影響を受けているのは一目瞭然である。

表2-4　タンパク質製品別の含有合成化学物質数および汚染物質の平均数

タンパク質製品	96-1	96-2	97-1	98-1	98-2	98-3	98-4	99-1	99-3	00-1	00-3	01-3	平均
ハム（ランチョンミート）	0	0	0	0	0	0	0	0	0	0	0	0	0
魚（タラ）	2	0	1	ND	ND	ND	ND	ND	ND	ND	ND	ND	0.25
鶏肉（胸肉）	1	0	1	0	0	1	0	0	0	0	0	0	0.25
子牛肉のカツレツ	0	0	0	1	1	0	0	0	1	1	0	0	0.33
ハム	1	1	0	0	0	0	0	0	2	0	0	0	0.33
卵（焼き）	1	0	1	0	1	0	0	0	0	1	1	0	0.41
七面鳥肉（胸肉）	3	0	0	1	0	0	1	0	0	0	0	0	0.41
豚肉（ロースト）	4	0	0	0	0	0	1	0	0	0	0	0	0.41
エビ	2	0	1	0	0	0	0	0	0	0	0	2	0.50
ポークチョップ	2	0	0	0	0	2	0	0	0	0	1	1	0.50
卵（ゆで）	2	0	1	2	0	0	1	1	0	1	1	0	0.75
牛肉（レバー）	3	0	1	0	0	0	1	0	2	0	4	1	1.00
ビーフステーキ	2	1	1	0	3	0	1	4	0	0	0	2	1.20
ラムチョップ	3	3	1	2	2	1	2	3	3	0	1	1	1.83
卵（スクランブル）	1	0	1	2	1	0	3	0	4	5	6	3	2.16
ツナ（缶詰）	2	2	3	1	0	1	1	1	6	4	3	4	2.33
豚肉（ソーセージ）	2	1	3	0	4	0	4	5	3	1	2	3	2.33
ローストビーフ	3	2	6	3	2	2	4	4	5	7	7	3	4.00
豚肉（ベーコン）	3	3	5	5	2	3	2	3	6	9	6	7	4.50
サラミソーセージ	3	5	5	2	3	2	2	5	8	6	6	8	4.58
ボローニャソーセージ	5	9	1	4	6	3	1	4	8	10	3	14	5.66
牛肉（挽肉）	3	2	4	2	5	4	6	8	9	13	6	10	5.91
魚（サケ）	ND	ND	ND	7	6	10	8	9	9	10	4	9	8.00
ホットドッグ（牛肉）	3	7	3	2	2	4	7	7	9	11	11	13	6.59

＊ND＝データなし

果実製品

表2-5は、果実製品別の、マーケットバスケット調査で検出された異なる合成化学物質（農薬または工業用化学物質）の数および汚染物質の平均数である。

果実製品のデータを検討すると、いくつかの違った傾向が見える。第1に、果実のジュースは一般にその母体の果実類よりも汚染物質が少ない（例：オレンジジュースとオレンジ）。唯一の例外は、パイナップルとパイナップルジュースであろう。これはすなわち、汚染物質は生の果実または果肉に含まれるということである。第2に、皮をむいた果実製品は丸ごとの果実よりも汚染物質が少ない（例：アップルソースとリンゴ）。最後に、オレンジやグレープフルーツなどのかんきつ類は、非かんきつ類よりも汚染物質が少ない傾向がある。たとえば、オレンジやグレープフルーツはリンゴ、サクランボ、モモよりも汚染物質が少なく、グレープフルーツはナシやアンズよりも汚染物質が少ない。

穀物／木の実製品

表2-6は、穀物／木の実製品別の、マーケットバスケット調査で検出された異なる合成化学物質（農薬または工業用化学物質）の数および汚染物質の平均数である。

この穀物／木の実製品の表を検討した結果、多くの製品は牛乳、卵、マーガリン、バター、油（油で調理）を使って作られていたかもしれないということに注目すべきである。しかし、これらの製品の主成分は穀物であるため、純粋なトウモロコシ、オート麦、小麦、ライ麦製品には具体的に何があるかを正確に表していない。さらに、ここに挙げた食品はすべて、自家製の印があるもの以外、市販品であった。

たとえこれらの製品の多くに、なんらかの成分が加えられていたとしても、小麦製品と、他のトウモロコシや米、オート麦を主体とする製品とを比べると、小麦製品のほうが常に多くの化学汚染物質を含むことが、FDAデータによって強く示唆される。全体としては、トウモロコシ製品は汚染が最も少ない。さらに、油を含む製品（例：木の実製品）や油で調理した製品（例：ポップコーンやチップ

第2章　食品に含まれる異なる合成化学物質の数

表2-5　果実製品別の含有合成化学物質数および汚染物質の平均数

果実製品	96-1	96-2	97-1	98-1	98-2	98-3	98-4	99-1	99-3	00-1	00-3	01-3	平均
パイナップル（缶詰）	0	0	0	0	0	0	0	0	0	0	0	0	0
ナシ（缶詰）	1	0	0	0	0	0	1	0	0	0	0	0	0.17
レモネード	1	0	0	1	0	0	0	0	0	0	0	0	0.17
グレープフルーツジュース	3	1	0	1	0	0	0	1	0	0	0	0	0.50
スイカ	1	2	1	0	2	0	0	0	0	0	0	1	0.58
パイナップルジュース	1	1	0	0	0	0	1	0	0	2	0	1	0.58
プルーンジュース	3	0	2	0	0	0	1	1	0	0	0	2	0.75
モモ（缶詰）	1	0	1	2	3	0	1	1	1	1	1	1	1.08
ブドウジュース	2	1	1	0	1	1	2	4	1	2	1	1	1.42
グレープフルーツ	2	2	2	2	1	2	1	1	1	1	2	1	1.50
フルーツカクテル（缶詰）	3	4	1	2	0	0	3	2	0	1	2	1	1.58
リンゴジュース	2	2	1	2	2	1	3	2	3	2	1	3	2.00
オレンジジュース	2	0	1	1	0	0	2	1	4	3	6	5	2.08
アップルソース	4	3	3	2	3	3	0	3	1	1	2	2	2.25
バナナ	1	3	2	0	2	3	2	3	2	5	4	4	2.58
プルーン	4	7	6	2	1	1	1	8	4	0	3	4	3.42
ナシ	6	4	3	3	1	4	2	3	5	5	3	3	3.58
アンズ	ND	3	8	2	2	2	2	4	8	4	3	0	3.63
オレンジ	8	1	3	2	3	3	1	2	10	4	6	3	3.80
ブドウ	4	5	1	2	5	9	4	1	2	3	6	5	3.92
メロン（マスクメロン）	4	6	4	6	3	2	4	8	3	0	6	5	4.25
プラム	5	4	6	4	6	4	3	4	3	5	3	4	4.25
レーズン	9	5	4	2	3	7	4	4	7	5	9	5	5.33
モモ	9	7	8	8	6	4	3	6	7	5	4	4	5.92
サクランボ	ND	5	5	5	4	2	9	10	8	7	8	11	6.72
イチゴ	5	9	12	7	8	5	7	9	11	7	4	5	7.42
リンゴ	9	8	5	8	7	5	6	8	0	7	9	11	7.75

＊ND＝データなし

ス）は汚染が多い傾向がある。これらのデータから、木の実製品は最も汚染されている食品であることが明らかになっている（とくにピーナッツバター）。繰り返しになるが、これはおそらくピーナッツ油の含有量が高いためであろう。最も汚染度が低い製品は、乾燥したインゲンマメ（およびアメリカ南部産インゲンマメ）であった。すべての小麦パン（精白小麦粉と全粒小麦粉を混ぜて作ったパン）は、3つ以上の合成化学物質を含んでいることにも注意しなければならない。

表2-6 穀物製品別の含有合成化学物質数および汚染物質の平均数

穀物製品	96-1	96-2	97-1	98-1	98-2	98-3	98-4	99-1	99-3	00-1	00-3	01-3	平均
トウモロコシ	0	0	0	0	0	0	0	0	0	0	0	0	0
インゲンマメ	0	0	0	0	0	0	0	0	0	0	0	0	0
アメリカ南部産インゲンマメ	0	0	0	0	0	0	0	0	0	0	0	0	0
ひき割りトウモロコシ	0	0	0	0	0	0	0	1	0	0	0	0	0.08
小麦シリアル	0	0	0	0	0	0	0	2	0	0	0	0	0.17
コーンフレーク	1	0	0	0	0	0	0	0	0	0	0	2	0.25
クリスプライスシリアル	0	0	0	0	0	1	0	0	1	0	1	1	0.33
オートミール	2	1	0	0	0	0	0	0	2	0	0	0	0.42
クリームコーン	2	0	1	0	0	0	0	0	1	1	0	0	0.42
白米	0	1	0	1	0	2	1	1	1	0	1	1	0.75
マカロニ	2	0	0	2	1	0	1	1	2	1	2	2	1.17
ビスケット	2	0	1	2	1	2	2	2	2	0	2	1	1.42
オート麦リングシリアル	1	1	1	1	1	1	2	2	2	2	2	2	1.42
ヌードル	2	1	0	1	2	2	0	2	2	0	2	4	1.50
コーンブレッド（自家製）	2	0	3	2	1	0	2	2	2	2	2	3	1.75
イングリッシュマフィン	2	2	1	2	2	0	2	3	2	2	2	2	2.00
グラノーラ	4	3	2	3	1	2	2	1	2	1	1	4	2.17
パンケーキ（ミックス）	5	1	2	3	2	2	3	2	2	0	2	2	2.25
プレッツェル（堅焼き）	1	3	2	2	3	3	3	3	2	3	3	2	2.50
シュレッデッドウィート（全粒小麦粉で作った朝食用シリアル）	5	0	3	3	2	2	3	4	3	2	2	2	2.50
ベーグル	2	2	5	4	1	0	3	4	3	2	2	2	2.58
ライ麦パン	5	2	1	3	2	2	4	3	2	2	2	3	2.58
塩振りクラッカー	6	1	2	2	2	3	3	2	2	2	3	5	2.75
フラワートルティーヤ	4	3	2	3	3	3	4	2	4	1	3	4	3.00
ホワイトロール	3	3	2	5	3	4	3	3	3	3	3	5	3.25
全粒小麦粉のパン	5	3	3	3	3	3	4	3	3	3	4	3	3.58
ひき割り小麦のパン	5	2	3	4	4	4	6	2	4	3	3	6	3.83
コーンチップ	5	1	5	2	2	0	2	1	7	9	8	6	4.00
ポップコーン（油で調理）	3	1	3	2	2	3	3	6	5	12	12	8	5.00
フルーツ味のシリアル	6	4	1	6	0	6	5	6	5	7	7	8	5.08
バタークラッカー	3	2	3	2	3	3	4	4	7	10	11	13	5.33
スイートロール	4	3	3	5	5	4	6	5	8	8	9	9	5.75
白パン	5	3	2	7	3	4	5	4	9	7	10	12	5.92
グラハムクラッカー	5	5	4	5	3	3	6	4	10	11	9	10	6.25
ドライローストピーナッツ	11	7	7	8	8	6	8	7	7	7	7	8	7.50
ミックスナッツ（ピーナッツなし）	6	4	7	7	7	6	6	9	11	10	11	8	7.67
ピーナッツバター	12	9	11	12	10	10	12	15	19	13	14	14	12.58

野菜製品

　表2-7は、野菜製品別の、マーケットバスケット調査で検出された異なる合成化学物質（農薬または工業用化学物質）の数および汚染物質の平均数である。

　緑黄色野菜は、サラダ野菜（トマト、キュウリ、セロリ、ピーマン、レタス）とともに汚染物質濃度が高い傾向がある。植物油、マーガリン、オリーブも汚染物質濃度が高い（すなわち、油には合成化学物質が蓄積される傾向がある）ことに注目すべきである。さらに、油で調理した野菜類（例：ファストフードレストランで出てくるポテトチップスやフレンチフライ）に、最高濃度の汚染物質が含まれることがある。

混合食品

　表2-8は、混合製品別の、マーケットバスケット調査で検出された異なる合成化学物質（農薬または工業用化学物質）の数および汚染物質の平均数である。

　一般に、ファストフード製品や持ち帰り用製品は、自家製製品に比べて、汚染されている。高脂肪のタンパク質含有食品や乳製品は、汚染物質を多く含む傾向があることも明らかである。

表2-7　野菜製品別の含有合成化学物質数および汚染物質の平均数

野菜製品	96-1	96-2	97-1	98-1	98-2	98-3	98-4	99-1	99-3	00-1	00-3	01-3	平均
タマネギ	1	0	0	0	0	0	0	1	0	0	0	0	0.17
カリフラワー	0	0	0	0	0	0	1	0	0	0	1	0	0.17
キャベツ	0	1	0	0	1	0	0	1	0	1	0	0	0.33
ザウアークラウト	1	0	0	0	0	0	0	1	1	0	0	1	0.33
サヤエンドウ	1	1	1	0	1	1	0	1	0	0	0	0	0.5
アスパラガス	1	0	0	0	0	0	2	1	1	0	2	0	0.58
オクラ	0	0	0	0	0	2	1	0	0	0	4	0	0.67
ナス	0	1	2	0	1	1	0	0	0	1	0	2	0.75
エンドウ（乾燥）	1	0	0	3	0	1	0	1	0	1	0	2	0.75
トマトジュース	1	1	0	2	0	2	0	0	0	3	0	4	1.08
煮込みトマト	1	0	0	2	0	0	2	2	2	0	0	7	1.33
ニンジン	2	1	1	3	2	1	3	1	3	0	0	0	1.42
ビーツ	1	3	3	1	2	0	2	2	2	2	0	1	1.58
サツマイモ	4	1	0	2	1	2	3	0	2	1	1	2	1.58
ミックスベジタブル（冷凍）	2	2	0	4	1	3	3	2	1	0	1	2	1.75
マッシュルーム	2	1	3	2	1	2	1	4	1	1	2	1	1.75
トマトソース	5	0	1	2	0	2	6	0	2	2	3	0	1.92
トマトケチャップ	3	2	0	4	3	3	3	1	0	2	2	3	2.17
アボカド	4	3	1	1	3	1	2	0	4	2	4	2	2.42
カブ	5	3	5	3	0	1	5	3	1	2	2	0	2.50
ブロッコリー	0	3	4	1	3	4	3	8	1	2	1	1	2.58
芽キャベツ	3	1	3	3	2	1	1	2	7	3	3	3	2.67
ジャガイモ（皮むき）	3	5	1	2	1	3	5	1	2	3	3	3	2.67
ラディッシュ	5	1	4	3	1	3	6	3	2	4	1	0	2.75
冬カボチャ	2	2	3	4	2	2	5	5	1	3	2	2	2.75
ライマメ	2	2	6	4	3	2	3	5	0	4	0	3	2.83
マッシュポテト	2	2	3	2	2	3	5	2	2	3	2	5	2.83
サヤインゲン	0	3	3	6	0	4	3	2	3	2	9	9	3.67
フレンチフライ（冷凍）	3	3	4	4	4	2	3	5	6	4	4	4	3.83
アイスバーグレタス	4	5	5	5	8	5	3	5	2	0	2	3	3.92
ブラックオリーブ	6	4	6	3	5	5	4	5	2	3	2	3	4.00
オリーブ／サフラワー油	1	7	0	1	4	1	9	3	10	10	3	10	4.92
トマト	8	5	0	5	5	7	5	7	3	7	4	5	5.08
キュウリ	4	6	4	4	4	4	10	8	8	4	5	3	5.33
ジャガイモ（皮付き）	6	7	4	5	7	5	7	4	4	3	6	6	5.33
マーガリン	2	4	1	1	2	7	4	2	9	11	12	9	5.33
夏カボチャ	5	6	3	8	5	3	7	8	7	3	5	5	5.42
セロリ	7	1	6	8	5	6	8	5	6	4	4	5	5.42
キュウリのディルピクルス	6	4	5	6	4	9	7	6	6	7	5	4	5.75
キュウリのスイートピクルス	8	5	5	5	5	10	3	4	5	7	3	9	6.08
ピーマン	10	9	6	6	6	8	4	3	3	4	9	6	6.17
ポテトチップス	2	5	3	6	4	4	5	4	9	12	10	10	6.17
コラード	8	5	4	8	5	5	11	14	6	3	3	9	6.75
フレンチフライ（ファストフード）	9	2	4	3	6	6	6	7	12	9	10	11	7.08
ホウレンソウ	8	4	13	10	5	7	7	9	5	6	6	7	7.25

第 2 章　食品に含まれる異なる合成化学物質の数

表2-8a　混合製品別の含有合成化学物質数および汚染物質の平均数

混合製品	96-1	96-2	97-1	98-1	98-2	98-3	98-4	99-1	99-3	00-1	00-3	03-1	平均
チキンヌードルスープ	0	0	0	0	0	0	0	0	0	0	0	0	0
豆＆ベーコンスープ	0	0	0	0	0	0	0	1	0	0	0	0	0.08
トマトスープ	0	0	0	0	0	0	1	0	0	1	0	0	0.17
スパゲッティー＆トマト	1	0	0	0	2	0	0	0	0	0	0	1	0.33
チョコレートプリン	1	0	1	1	0	0	0	1	0	0	0	0	0.33
フライドチキン (HM)	3	0	1	0	0	0	0	2	0	0	0	0	0.50
マッシュルームスープ	0	0	1	2	0	1	1	0	0	1	0	0	0.50
棒付きキャンディー	1	1	2	1	0	0	0	0	0	0	1	0	0.50
ポーク＆ビーンズ	1	0	0	0	0	0	2	1	0	1	0	1	0.50
野菜／ビーフスープ	0	1	0	1	1	1	3	0	1	1	1	1	0.92
ブラウングレービーソース (HM)	2	0	0	1	2	0	2	1	2	0	2	1	1.08
スパゲッティー＆ミートボール	4	0	1	0	1	0	0	5	1	1	0	3	1.33
マヨネーズ	0	2	1	1	0	2	0	3	3	1	1	2	1.33
ポプシクル（棒付きアイスキャンディー）	2	1	2	2	1	0	1	0	0	3	2	3	1.42
ジャム	1	2	5	2	1	0	1	2	0	0	1	3	1.50
クラムチャウダー	2	1	1	1	1	1	1	2	1	1	2	4	1.50
イエローケーキ（ミックス）	3	1	1	2	2	2	2	1	2	2	2	0	1.67
ラザーニャ＆ミート (HM)	3	1	1	1	0	2	1	1	1	3	2	5	1.75
ビーフシチュー	2	1	1	2	1	1	2	1	1	2	4	3	1.75
イタリアンサラダドレッシング (LC)	1	0	1	2	0	0	3	3	3	1	4	4	1.83
ホワイトソース (HM)	1	1	2	1	1	3	3	2	2	1	2	3	1.83
牛肉入り五目焼きそば (FF)	2	0	3	4	1	3	1	4	2	0	2	2	2.00
マカロニ＆チーズ	5	2	3	1	1	1	2	3	2	2	3	1	2.17
ターキーディナー	3	0	0	1	2	3	2	4	4	5	3	4	2.42
ビーフストロガノフ (HM)	3	1	3	1	2	2	1	3	3	3	3	5	2.58
スカロップポテト (HM)	3	2	2	3	3	1	3	2	1	3	3	5	2.58
キャラメル	2	2	2	3	3	2	2	0	3	3	4	8	2.83
チリビーンズ (HM)	3	0	3	3	0	4	5	6	5	2	5	3	3.25
ピーマンの米＆牛肉詰め (HM)	3	3	4	3	4	6	4	5	1	2	5	1	3.33
マフィン（卵／チーズ／ハム添え）(FF)	4	3	1	2	4	3	7	2	3	4	4	4	3.42
チキンポットパイ	3	3	3	3	2	2	3	4	3	9	2	5	3.50
ソールズベリーステーキ＆グレービーソース	5	3	4	1	5	3	3	3	6	4	3	3	3.58
レーズンブラン	5	6	3	4	3	4	5	4	2	3	2	3	3.67
フレンチサラダドレッシング	4	1	4	5	0	1	5	3	5	2	11	4	3.75
チョコレートスナックケーキ	2	2	4	1	3	1	4	6	5	6	6	6	3.83
フライドチキン (FF)	2	5	3	3	1	2	3	3	6	10	6	5	4.08
コールスロー（ドレッシング和え）(HM)	2	10	6	2	3	1	3	7	4	5	3	7	4.42
マスタード	6	2	6	6	8	4	3	5	2	3	3	5	4.42
フィッシュ＆バンズ (FF)	5	6	3	3	4	5	7	4	5	3	3	6	4.50

＊FF＝ファストフード、HM＝自家製、LC＝低カロリー

表2-8b　混合製品別の含有合成化学物質数および汚染物質の平均数

混合製品	96-1	96-2	97-1	98-1	98-2	98-3	98-4	99-1	99-3	00-1	00-3	03-1	平均
クリームフィリングサンドクッキー	4	3	3	5	4	2	4	4	4	6	8	8	4.58
ツナヌードルキャセロール(HM)	3	4	2	3	8	6	8	4	3	6	4	6	4.75
ホットドッグ&バンズ(HM)	4	5	6	4	4	4	5	6	8	3	3	7	4.91
アップルパイ	4	2	7	4	2	2	3	4	10	8	8	8	5.12
シュガークッキー	4	4	4	6	3	5	6	6	6	9	11	8	6
チキンナゲット(FF)	2	4	3	4	2	3	2	5	14	11	14	9	6.08
チョコレートケーキ	5	5	8	4	4	4	5	4	12	6	10	6	6.08
砂糖がけドーナッツケーキ	3	3	7	5	5	6	5	6	7	8	10	11	6.33
ミートローフ(HM)	3	4	4	2	5	7	5	10	9	13	6	9	6.42
ブラウニー	7	4	5	5	3	8	4	4	8	9	11	9	6.42
ブルーベリーマフィン	6	5	6	6	4	3	5	4	8	9	9	12	6.42
パンプキンパイ	10	5	6	6	6	9	8	8	8	6	8	6	7.17
フィッシュスティック(冷凍)	7	5	5	7	5	5	6	4	11	10	12	10	7.25
チョコレートチップクッキー	5	8	6	6	6	5	6	6	10	9	11	10	7.33
チーズピザ(FF)	8	11	6	4	5	7	8	9	9	12	10	14	8.58
ミルクチョコレートキャンディーバー	8	8	6	7	3	9	8	11	11	9	11	12	8.58
ハンバーガー(112.5g)&バンズ(FF)	7	7	8	5	5	6	7	9	14	17	8	13	9
タコス/トスターダ(FF)	4	4	10	9	8	8	8	4	11	14	14	14	9
チーズバーガー(112.5g)&バンズ(FF)	8	8	8	8	5	8	8	9	14	17	8	15	9.33
チーズ&ペパロニピザ(FF)	5	9	9	8	6	13	10	9	11	12	14	14	9.75

＊FF＝ファストフード、HM＝自家製

乳幼児用製品

　表2-9は、乳幼児用製品別の、マーケットバスケット調査で検出された異なる合成化学物質（農薬または工業用化学物質）の数および汚染物質の平均数である。
　大部分の乳幼児用食品は、化学物質をほとんど、またはまったく含まないが、全乳幼児用製品の半数には、いまだに複数の化学汚染物質が含まれている。このカテゴリーで、低〜中レベルの化学物質濃度の食品は、他の食品カテゴリー（タンパク質製品、果実製品、野菜製品のカテゴリー）で、中〜非常に高レベルの化学物質を含む傾向がある。言い換えれば、化学汚染物質を多く含む成人用食品であれば、乳幼児用食品に含まれる化学汚染物質も相対的に多めになるであろうと

思われる。

　FDAで検査した一部食品の汚染物質濃度に満足していない親には、基本的に2通りの選択肢がある。特定の乳幼児用の有機製品を選ぶか、または有機製品を使って乳幼児用の食品を作るか、である。

表2-9　乳幼児用製品別の含有合成化学物質数および汚染物質の総数

乳幼児用製品	96-1	96-2	97-1	98-1	98-2	98-3	98-4	99-1	99-3	00-1	00-3	01-3	平均
バナナ＆タピオカ	0	0	0	0	0	0	0	0	0	0	0	0	0
クリームコーン（裏ごし）	0	0	0	0	0	0	0	0	0	0	0	ND	0
カスタードプリン（裏ごし）	0	0	0	0	0	0	0	0	0	0	0	0	0
エンドウ（裏ごし）	1	0	0	0	0	0	0	0	0	0	0	0	0.08
オレンジジュース（裏ごし）	2	0	0	0	0	0	0	0	0	0	0	0	0.16
牛乳ベースの調合乳	0	0	0	0	0	0	0	0	1	0	1	1	0.25
鶏肉（裏ごし）	1	0	1	0	0	0	1	0	0	0	0	0	0.25
マカロニ／トマト／牛肉	0	0	1	0	0	0	0	0	0	1	1	1	0.33
チキンヌードルディナー	1	1	0	0	1	0	0	0	1	0	1	0	0.42
ライスシリアル（離乳食）	0	0	1	1	0	1	0	1	0	0	0	1	0.42
大豆ベースの調合乳	0	1	0	0	0	0	0	0	0	2	1	4	0.67
ミックスベジタブル（裏ごし）	2	1	1	1	1	1	1	0	1	0	0	0	0.75
七面鳥肉＆米	4	0	1	0	0	1	3	1	0	0	0	1	0.92
野菜＆牛肉	1	1	1	0	1	1	2	0	0	2	1	1	0.92
サツマイモ（裏ごし）	1	1	1	1	1	1	1	1	1	1	0	1	0.92
ニンジン（裏ごし）	0	0	0	0	0	0	0	0	5	3	2	2	1
ホウレンソウ（裏ごし）	1	0	2	2	2	1	2	1	1	1	1	0	1.16
サヤインゲン（裏ごし）	1	1	2	0	0	2	0	0	1	3	3	2	1.25
カボチャ（裏ごし）	1	0	0	1	2	1	0	4	2	1	1	3	1.33
野菜＆ハム	1	1	1	0	1	1	3	1	2	1	1	3	1.33
野菜＆鶏肉	2	1	1	0	0	2	3	0	1	1	2	3	1.33
リンゴジュース（裏ごし）	3	3	2	2	2	2	1	2	4	3	2	1	2.25
歯固めビスケット	3	2	4	3	2	2	2	2	2	2	3	2	2.42
フルーツプディング（裏ごし）	3	6	4	1	0	1	5	1	2	1	6	0	2.5
牛肉（裏ごし）	1	3	1	4	2	1	2	2	4	0	5	7	2.67
ナシ（裏ごし）	3	9	3	1	2	2	0	6	3	4	2	1	1	2.92
アップルソース（裏ごし）	4	4	5	2	2	3	3	3	4	1	2	4	2	3.12
ライス＆アップルシリアル（裏ごし）	0	4	3	ND	3	3	4	5	4	2	6	2	3.27
モモ（裏ごし）	4	4	2	3	1	4	4	4	6	3	2	3	3.33

＊ND＝データなし

データの概要

　より安全な食品を摂ることを目標とした場合、含まれる合成化学物質が平均して1つ以下の食品を選択し、それ以上の合成化学物質を含む食品の摂取は最小限に抑えなければならない。より安全な食品を選択する手助けとして、個々の食品に含まれる合成化学物質の数で相対的なレベルを表すため、以下のように汚染物質の区分を定めた。

汚染物質の平均数	汚染レベル
1.0未満	非常に低い
1.0〜2.99	低い
3.0〜4.99	中程度
5.0〜6.99	高い
7.0以上	非常に高い

　これらの汚染レベルを用いて、以下の7つの図で、相対的な食品ランキングを示す。この分類によると、消費者が複数の合成化学物質を摂取してしまうリスクが最も低いのは、平均1.0未満の汚染物質（なしまたは非常に低い）を含む食品だけである。他の汚染レベルの食品はどれも、消費者が複数の合成化学物質を摂取してしまうリスクが高くなっている。

　これまでの全データを検討すると、FDAは検査したほぼすべての食品中に合成化学物質を検出している。しかし、トウモロコシ、ハム（ランチョンミート）、パイナップル（缶詰）、アメリカ南部産インゲンマメ、インゲンマメ、チキンヌードルスープにだけは汚染が認められなかった。

　われわれが食べるほぼすべての食品に汚染が認められていることから、次の疑問がわき上がる。「乳製品、果実製品、穀物製品、タンパク質製品、野菜製品から成るバランスのとれた食事を摂取した場合、どのような合成化学物質を摂取してしまう可能性が一番高いのだろうか」。この疑問に対する答えは第3章で述べる。

図2-1　乳製品の合成化学物質汚染の概要

化学物質なし	非常に低い	低い	中程度	高い	非常に高い
なし	スキムミルク	無糖練乳	バニラアイスクリーム	スイスチーズ	バター
	チョコレートミルク	牛乳（2%）	サワークリーム	チェダーチーズ	
	プレーンヨーグルト（低脂肪）	ハーフ＆ハーフ（コーヒー用クリーム）		クリームチーズ	
	カッテージチーズ（4%）	アイスクリーム（ライト）		アメリカンチーズ（プロセスチーズ）	
	チョコレートミルクセーキ	全乳			
	フルーツ風味ヨーグルト	シャーベット			

＊すべての欄（「化学物質なし」を除く）は、下に行くほど汚染が増す

図2-2　タンパク質製品の合成化学物質汚染の概要

化学物質なし	非常に低い	低い	中程度	高い	非常に高い
ハム（ランチョンミート）	鶏肉（胸肉）	魚（タラ）	ローストビーフ	ボローニャソーセージ	魚（サケ）
	子牛肉のカツレツ	牛肉（レバー）	豚肉（ベーコン）	牛肉（挽肉）	
	ハム	ビーフステーキ	サラミソーセージ	ホットドッグ（牛肉）	
	卵（焼き）	ラムチョップ			
	七面鳥肉（胸肉）	卵（スクランブル）			
	豚肉（ロースト）	ツナ（缶詰）			
	エビ	豚肉（ソーセージ）			
	ポークチョップ				
	卵（ゆで）				

＊すべての欄（「化学物質なし」を除く）は、下に行くほど汚染が増す

図2-3　果実製品の合成化学物質汚染の概要

化学物質なし	非常に低い	低い	中程度	高い	非常に高い
パイナップル（缶詰）	ナシ（缶詰）	モモ（缶詰）	プルーン	レーズン	イチゴ
	レモネード	ブドウジュース	ナシ	モモ	リンゴ
	グレープフルーツジュース	グレープフルーツ	アンズ	サクランボ	
	スイカ	フルーツカクテル（缶詰）	オレンジ		
	パイナップルジュース	リンゴジュース	ブドウ		
	プルーンジュース	オレンジジュース	メロン（マスクメロン）		
		アップルソース	プラム		
		バナナ			

＊すべての欄（「化学物質なし」を除く）は、下に行くほど汚染が増す

図2-4　穀物／木の実製品の合成化学物質汚染の概要

化学物質なし	非常に低い	低い	中程度	高い	非常に高い
トウモロコシ	ひき割りトウモロコシ	マカロニ	フラワートルティーヤ	ポップコーン（油で調理）	ドライローストピーナッツ
インゲンマメ	小麦シリアル	ビスケット	ホワイトロール	フルーツ味のシリアル	ミックスナッツ（ピーナッツなし）
米国南部産インゲンマメ	コーンフレーク	オート麦リングシリアル	全粒小麦粉のパン	バタークラッカー	ピーナッツバター
	クリスプライスシリアル	ヌードル	ひき割り小麦のパン	スイートロール	
	オートミール	コーンブレッド（自家製）	コーンチップ	白パン	
	クリームコーン	イングリッシュマフィン		グラハムクラッカー	
	白米	グラノーラ			
		パンケーキ（ミックス）			
		プレッツェル（堅焼き）			
		シュレッデッドウィート（全粒小麦粉で作った朝食用シリアル）			
		ベーグル			
		ライ麦パン			
		塩振りクラッカー			

＊すべての欄（「化学物質なし」を除く）は、下に行くほど汚染が増す

図2-5　野菜製品の合成化学物質汚染の概要

化学物質なし	非常に低い	低い	中程度	高い	非常に高い
なし	タマネギ	トマトジュース	サヤインゲン	トマト	フレンチフライ（ファストフード）
	カリフラワー	煮込みトマト	フレンチフライ（冷凍）	キュウリ	ホウレンソウ
	キャベツ	ニンジン	アイスバーグレタス	ジャガイモ（皮付き）	
	ザウアークラウト	ビーツ	ブラックオリーブ	マーガリン	
	サヤインゲン	サツマイモ	オリーブ／サフラワー油	夏カボチャ	
	アスパラガス	ミックスベジタブル（冷凍）		セロリ	
	ナス	マッシュルーム		キュウリのディルピクルス	
	オクラ	トマトソース		キュウリのスイートピクルス	
	エンドウ（乾燥）	トマトケチャップ		ピーマン	
		アボカド		ポテトチップス	
		カブ		コラード	
		ブロッコリー			
		芽キャベツ			
		ジャガイモ（皮むき）			
		ラディッシュ			
		冬カボチャ			
		ライマメ			
		マッシュポテト			

＊すべての欄（「化学物質なし」を除く）は、下に行くほど汚染が増す

図2-6　混合製品の合成化学物質汚染の概要

化学物質なし	非常に低い	低い	中程度	高い	非常に高い
チキンヌードルスープ	豆&ベーコンスープ	ブラウングレービーソース（自家製）	チリビーンズ（自家製）	アップルパイ	パンプキンパイ
	トマトスープ	スパゲッティー&ミートボール	ピーマンの米&牛肉詰め（自家製）	シュガークッキー	フィッシュスティック（冷凍）
	スパゲッティー&トマト	マヨネーズ	マフィン（卵／チーズ／ハム添え）（ファストフード）	チキンナゲット（ファストフード）	チョコレートチップクッキー
	チョコレートプリン	ポプシクル（棒付きアイスキャンディー）	チキンポットパイ	チョコレートケーキ	チーズピザ（ファストフード）
	フライドチキン（自家製）	ジャム	ソールズベリーステーキ&グレービーソース	砂糖がけドーナッツケーキ	ミルクチョコレートキャンディーバー
	マッシュルームスープ	クラムチャウダー	レーズンブラン	ミートローフ（自家製）	ハンバーガー（112.5g）&バンズ（ファストフード）
	棒付きキャンディー	イエローケーキ	フレンチサラダドレッシング	ブラウニー	タコス／トスターダ（ファストフード）
	ポーク&ビーンズ	ラザーニャ&ミート（自家製）	チョコレートスナックケーキ	ブルーベリーマフィン	チーズバーガー（112.5g）&バンズ（ファストフード）
	野菜／ビーフスープ	ビーフシチュー	フライドチキン（ファストフード）		チーズ&ペパロニピザ（ファストフード）
		イタリアンサラダドレッシング	コールスロー（ドレッシング和え）（自家製）		
		ホワイトソース（自家製）	マスタード		
		牛肉入り五目焼きそば（ファストフード）	フィッシュ&バンズ（ファストフード）		
		マカロニ&チーズ	クリームフィリングサンドクッキー		
		ターキーディナー	ツナヌードルキャセロール（自家製）		
		ビーフストロガノフ（自家製）	ホットドッグ&バンズ（自家製）		
		スカロップポテト（自家製）			
		キャラメル			

＊すべての欄（「化学物質なし」を除く）は、下に行くほど汚染が増す

図2-7 乳幼児用製品の合成化学物質汚染の概要

化学物質なし	非常に低い	低い	中程度	高い	非常に高い
バナナ&タピオカ	エンドウ（裏ごし）	ニンジン（裏ごし）	アップルソース（裏ごし）	なし	なし
クリームコーン（裏ごし）	オレンジジュース（裏ごし）	ホウレンソウ（裏ごし）	ライス&アップルシリアル（裏ごし）		
カスタードプリン（裏ごし）	牛乳ベースの調合乳	サヤインゲン（裏ごし）	モモ（裏ごし）		
	鶏肉（裏ごし）	カボチャ（裏ごし）			
	マカロニ／トマト／牛肉	野菜&ハム			
	チキンヌードルディナー	野菜&鶏肉			
	ライスシリアル（離乳食）	リンゴジュース（裏ごし）			
	大豆ベースの調合乳	歯固めビスケット			
	ミックスベジタブル（裏ごし）	フルーツプディング（裏ごし）			
	七面鳥肉&米	牛肉（裏ごし）			
	野菜&牛肉	ナシ（裏ごし）			
	サツマイモ（裏ごし）				

＊すべての欄（「化学物質なし」を除く）は、下に行くほど汚染が増す

第3章
バランス食に含まれる合成化学物質

　USDAフード・ガイド・ピラミッド（付録2参照＝P.100）は、「どの食品群が他の食品群よりも重要だということはない。良好な健康状態を得るには、すべてが必要なのだ」と勧告している。ほとんどの人はUSDAのこの勧告を十分に理解しているが、実際にこの勧告にどの程度従うかは、明らかに個人の選択によって決まる。バランス食を維持しようとする人は、各食品群に特有の化学物質の混合物も摂取することになるということをわかっていなければならない。個々の食事の化学的多様性は、摂取する食品によって変わってくる。しかし、食事における化学的多様性を論じる前に、われわれが身をさらす化学物質の基本的な種類を検討する必要がある。

食品に含まれる合成化学物質

　食品に含まれる合成化学物質には、基本的に農薬と工業用化学物質の2つがある。本書で報告する食品中の農薬と工業用化学物質のリストを付録1（P.95〜）に示す。
　この農薬リストを検討すると、農薬には多種多様のクラス（毒性をもたらすその農薬の化学的特性）があることに気づく。つまり、化学組成の違いから、異なる化学物質にはそれぞれの毒性があるということである。工業用化学物質は基本的に石油化合物であり、塩素を含むものもあれば含まないものもある。これらの異なる化合物すべての組み合わせが、結果的に、われわれ全員が摂取する化学物質の混合物がもつ毒性の多様性に影響を及ぼす。一部の農薬はアメリカでその使用が禁止されていることにも注意しなければならない（例：ジエルドリンは禁止農薬リストに載っている）。アメリカではこれらの禁止農薬はすべて、1970年代後期から1980年代初期までに使用されなくなった。
　なぜこのことが重要なのか？　それは、USDA認定有機食品というものの安全性に直接影響するためである。有機食品としてUSDAの認定を受けるためには、

食品製造業者は**過去3年間**、農薬を使用していなかったことが条件となる。しかし、FDAが収集した食品データで明らかなように、禁止農薬は今日に至るまで土壌中に残留している。さらに、アメリカで売られている食品の大多数（約95%）はアメリカ国内で生育、製造されたものである。すなわち、禁止農薬を含むことがわかっている食品は、アメリカの農場から生まれているという意味である。

これは、特定の作物や動物が、①禁止農薬をまったく使用しない土壌で生育され（生まれ）、②禁止農薬を含まない飼料のみを与えた動物でない限り、**USDA認定有機食品**にも禁止農薬が含まれる可能性を示している。

したがって、本書によって禁止農薬を含むことが確認された食品については、消費者は、その食品と同等の「有機」食品にも禁止農薬が含まれると考えるべきである。つまり、ふつうのバターに農薬DDEが含まれるならば、有機バターにも同様にDDEが含まれると考えなければならないのである（有機食品製造業者が「農薬は入っていない」と証明しない限り）。

一人一人が化学物質の混合物にさらされたかどうかを見るには、各食品に農薬と工業用化学物質がどれくらいの頻度で検出されるかを測定する必要がある。この結果について、基本の食品カテゴリー（乳製品、タンパク質製品、野菜製品、果実製品、穀物製品）および混合製品、乳幼児用製品の食品カテゴリー別に述べる。

乳製品に含まれる合成化学物質

乳製品中に検出された農薬を**表3-1**に示す。ある食品に含まれる禁止農薬を強調するために、検出されたものはすべて朱色の網かけで示している。全食品群でこれと同じことを行う。乳製品中に検出された工業用化学物質は**表3-2**に示す。いずれも以下の情報を提供するものである。

- マーケットバスケット調査（12回のマーケットバスケット調査）で認められた特定の化学物質の回数。たとえば**表3-1**でバターは、12回すべて、すなわち常にDDEが認められたが、HEはバターで12回中6回、すなわち50%に認められた。
- 化学物質の上位10位（食品カテゴリーに最も多く認められる化学物質）も特定した。たとえば、DDEは乳製品中の65.4%に認められた。

表3-1を検討すると、どの乳製品も少なくとも1つの禁止農薬が検出レベルにあるが、13の乳製品では2つ以上の禁止農薬が検出されている。明らかに、乳製品の脂肪含量が多くなれば、禁止農薬の数も多くなる。乳製品によくみられるもう1つの農薬群は、エンドスルファン農薬である。エンドスルファン農薬は大部分の農産物によく認められる汚染物質であるため、乳製品中にも検出される（19製品中10製品で検出）と予想される。

全食品カテゴリーの中で、乳製品には高頻度に発生する工業用化学物質の1つが認められる（表3-2参照）。乳製品中の脂肪にこれらの工業用化学物質が蓄積されるためであろう。乳製品にはさまざまな化学物質が含まれるが、それにはいくつかの理由がある。クロロホルムは塩素系消毒剤使用時の副産物であるため、アメリカの多くの乳製品では、消毒後の器具の洗浄を完全に行っていないと思われる[*2]。消毒による副産物のもう1つの原因は、乳製品に用いられると思われる水である。ベンゼン、トルエン、エチルベンゼン、キシレン、およびその他検出された塩素化石油系溶剤（CBZ、DCE、PCE、TCA、TCEなど）は乳製品に認められる。というのは、これらの化学物質は、①乳製品に接する機械に使用される潤滑剤や洗浄剤に含まれるか、または、②乳製品製造所の大気中に存在するためである。

プラスチック容器も乳製品における化学汚染物質の原因である。スチレンはさまざまなプラスチックの基本成分である。しかし、プラスチックに含まれるスチレンの一部は、プラスチックに結合せず、一見固体に見えるこの製品から自由に浸出できる。

さらに、スチレンはエチルベンゼン、ベンゼン、TCEなどの化学汚染物質自身を運搬することが多い。これらのデータから、プラスチック容器と接触する乳製品中にスチレン、エチルベンゼン、ベンゼンおよびTCEが発生することは、予想できないことではないと示唆される[*3]。これは、乳製品中に検出される化学汚染物質に一致する（例：ベンゼンとTCEが検出されるとスチレンが検出される）。

バターにのみ報告されているもう1つの特有の工業用化学物質は、ポリ塩化ビフェニル（PCBs）である。この工業用化学物質は1979年に禁止されたが、今でも土壌、堆積物、水源を広く汚染している。

[*2] 少なくとも5つの乳製品がクロロホルムとブロモジクロロメタンの両者（すなわち、臭素系消毒剤と塩素系消毒剤の両方に関連）に汚染されていたことにも注意すべきである。
[*3] トルエンとキシレンによる食品の汚染は、スチレンプラスチックにも関連すると思われる。

表3-1 乳製品における農薬の発生頻度（全マーケットバスケット調査）

乳製品	DDE	Die	EnS	HCB	HE	Oct	Mxy	Lin	Cum
バター	12	10	7	11	6	5	1	5	4
アメリカンチーズ（プロセスチーズ）	12	8	4	2	1		1		
クリームチーズ	12	12	3	1	3	1	2		1
チェダーチーズ	8	9	1		3	1	1		
スイスチーズ	10	11		3	3	1	1		
サワークリーム	11	9	2	4	2				
バニラアイスクリーム	10	6	1	1					
シャーベット	6		1						
全乳	7	5	1		1		1		
アイスクリーム（ライト）	7								
ハーフ&ハーフ（コーヒー用クリーム）	11	6		1	2				
牛乳（2%）	6	4	2				1		
無糖練乳	10	1							
フルーツ風味ヨーグルト	5								
チョコレートミルクセーキ	7	1							
カッテージチーズ（4%）	5	2							
プレーンヨーグルト（低脂肪）	5		1						
チョコレートミルク	4								
スキムミルク	1								
計	149	84	23	23	21	8	7	6	5
発生頻度（上位10位）数値は%	65.4	36.8	10.1	10.1	9.2				

乳製品	P	Ipr	Mal	Dip	Nac	Vin	Azi	BHC
バター	2			1	2			1
アメリカンチーズ（プロセスチーズ）			1					
クリームチーズ	2							
チェダーチーズ							1	
スイスチーズ	1							
サワークリーム								
バニラアイスクリーム								
シャーベット			3					
全乳								
アイスクリーム（ライト）								
ハーフ&ハーフ（コーヒー用クリーム）								
牛乳（2%）								
無糖練乳								
フルーツ風味ヨーグルト		4				2		
チョコレートミルクセーキ								
カッテージチーズ（4%）								
プレーンヨーグルト（低脂肪）								
チョコレートミルク								
スキムミルク								
計	5	4	3	2	2	2	1	1
発生頻度（上位10位）数値は%								

分析総数=228　　■=禁止農薬

第3章　バランス食に含まれる合成化学物質

表3-2　乳製品における工業用化学物質の発生頻度（全マーケットバスケット調査）

乳製品	Cfo	Tol	Xyl	Sty	BZ	TBZ	PCE	EBZ
バター	12	12	11	10	3	7	5	6
アメリカンチーズ（プロセスチーズ）	9	10	10	4	1	2	1	2
クリームチーズ	10	8	3	2	3		1	
チェダーチーズ	10	10	8	2	2		1	1
スイスチーズ	7	11	3	2	2	2	1	
サワークリーム	11	2	2	1	2		1	
バニラアイスクリーム	9	4	4	1		1		
シャーベット	5	7	4		1			
全乳	6	1						
アイスクリーム（ライト）	9	1	4		1			
ハーフ＆ハーフ（コーヒー用クリーム）								
牛乳（2%）								
無糖練乳		1						
フルーツ風味ヨーグルト								
チョコレートミルクセーキ								
カッテージチーズ（4%）								
プレーンヨーグルト（低脂肪）								
チョコレートミルク								
スキムミルク								
計	88	67	49	23	16	12	11	9
発生頻度（上位10位）数値は%	38.6	29.4	21.5	10.1	7.0			

乳製品	BDM	DBZ	TCA	CBZ	DCE	TCE	PCB	Pyl
バター		3	3			1	2	2
アメリカンチーズ（プロセスチーズ）	1	1	1			1		
クリームチーズ			1					
チェダーチーズ		1	1	1	3			
スイスチーズ	1			1		1		
サワークリーム	2	1	1					
バニラアイスクリーム	2	1						
シャーベット	1							
全乳								
アイスクリーム（ライト）								
ハーフ＆ハーフ（コーヒー用クリーム）								
牛乳（2%）								
無糖練乳								
フルーツ風味ヨーグルト								
チョコレートミルクセーキ								
カッテージチーズ（4%）								
プレーンヨーグルト								
チョコレートミルク								
スキムミルク								
計	7	7	7	3	3	3	2	2
発生頻度（上位10位）数値は%								

分析総数＝228　　■＝禁止農薬

タンパク質製品に含まれる合成化学物質

　タンパク質製品中に検出された農薬を表3-3に、工業用化学物質を表3-4に示す。この表でわかるように、タンパク質製品には乳製品と同じような汚染物質のパターンがある。つまり、脂肪の多いタンパク質製品のほうが、農薬や工業用化学物質を多く含むことになる。

　したがって、農薬や工業用化学物質の含有量が最も多い食品は、ホットドッグ、サケ、牛肉（挽肉）、ボローニャソーセージ、サラミソーセージ、ベーコン、ローストビーフ、豚肉（ソーセージ）である。乳製品とのもう1つの類似点は、ほぼすべてのタンパク質製品に、共通した4つの禁止農薬（DDE、ジエルドリン、ヘキサクロロベンゼン、ヘプタクロルエポキシド）が認められることである。

　これらの化学物質を含有しない製品はハム（ランチョンミート）のみである。さらに、牛肉、子牛肉、豚肉、ラム肉の大部分が輸入肉ではない。このことは、タンパク質製品における禁止農薬の発生が、過去のアメリカの農業施策によるものであることを示している。

　ここでもやはり、これらのデータから、USDA認定有機タンパク質製品には、実際に複数の有機塩素系農薬や工業用化学物質が含まれ、唯一、低脂肪タンパク質製品には複数の合成化学物質が含まれる割合は低いものの、低脂肪製品には概ねDDEが含まれることが証明される。

　タンパク質製品と乳製品の類似点はまだある。たとえば、高度に加工されたタンパク質製品（挽肉、混合、缶詰）も消毒副産物を含む。つまり、ホットドッグ、牛肉（挽肉）、ボローニャソーセージ、サラミソーセージ、マグロ（缶）はクロロホルムに汚染され、ブロモジクロロメタンにも汚染されていることがある。ベンゼン、トルエン、エチルベンゼン、キシレンおよびその他検出された塩素化石油系溶剤（PCE、TCA、TCE）も、タンパク質製品で認められる。というのも、これらの化学物質は、乳製品に接する機械に使用される潤滑剤や洗浄剤に含まれるか、または精肉出荷工場の大気中に存在するためである。

　タンパク質製品にもプラスチックに接触するスチレンが含まれる。最後に、PCB（禁止工業用化学物質）は、すべてのサケのマーケットバスケットサンプルで検出された。

第3章 バランス食に含まれる合成化学物質

表3-3a タンパク質製品における農薬の発生頻度①
(全マーケットバスケット調査)

タンパク質製品	DDE	Die	HCB	HE	BHC	Cno	Cpa	DDT	Oct	TDE	Lin	Atz	Cam
ホットドッグ	10	5	2	4		3	3	1					
魚(サケ)	9	8	9	6	8			1	5	6	2		1
牛肉(挽肉)	10	8	3	5					1				
ボローニャソーセージ	8	3				2	1	1					
サラミソーセージ	9	3				1	2						
ベーコン	6							2					
ローストビーフ	7	1		1									1
豚肉(ソーセージ)	7			2	6	4	2			1	2		
ツナ(缶詰)	1												
卵(スクランブル)	4	2											
ラムチョップ	10	2	5						1				
ビーフステーキ	6	4		2					1				
牛肉(レバー)	3	4		1									
卵(固ゆで)	5	3											
ポークチョップ	2	1		1							1		
エビ	3				2							1	
豚肉(ロースト)		1											
七面鳥肉	1												
卵(焼き)	3	2											
ハム	2							1					
子牛肉のカツレツ	1										1		1
鶏肉	1												
魚(タラ)		1	2										
ハム(ランチョンミート)													
計	108	48	21	20	12	12	10	8	8	7	6	1	3
発生頻度(上位10位) 数値は%	39.1	17.4	7.6	7.2									

分析総数=276   ■=禁止農薬

表3-3b タンパク質製品における農薬の発生頻度②
（全マーケットバスケット調査）

タンパク質製品	Cmy	Dip	Cd	Cpy	EnS	Etn	Mal	Nac	Cum	Dan	Diz	P
ホットドッグ	2											
魚（サケ）			2					2				
牛肉（挽肉）		2		1								
ボローニャソーセージ						1						
サラミソーセージ	1											
ベーコン												
ローストビーフ												
豚肉（ソーセージ）						2						
ツナ（缶詰）												
卵（スクランブル）									1			
ラムチョップ				1	1						1	
ビーフステーキ												
牛肉（レバー）					1							
卵（固ゆで）												
ポークチョップ												
エビ												
豚肉（ロースト）										1		
七面鳥肉		1										
卵（焼き）												
ハム												
子牛肉のカツレツ												1
鶏肉							1					
魚（タラ）												
ハム（ランチョンミート）												
計	3	3	2	2	2	2	2	2	1	1	1	1
発生頻度（上位10位）数値は%												

分析総数＝276　　■＝禁止農薬

表3-4a　タンパク質製品における工業用化学物質の発生頻度①
(全マーケットバスケット調査)

タンパク質製品	Tol	BZ	Xyl	Sty	EBZ	PCE	TCE	Cfo	TBZ	DBZ
ホットドッグ	12	5	5	4	2	4	6	4		
魚（サケ）									1	
牛肉（挽肉）	11	8	5	4	2	2	3	1	1	3
ボローニャソーセージ	9	5	5	6	4	7	3	5	1	
サラミソーセージ	12	5	7	5	3	2		1		
ベーコン	12	4	7	7	4	2		1	5	2
ローストビーフ	11	11	3	6	2		2			1
豚肉（ソーセージ）	1		1							
ツナ（缶詰）	10	7	4				2	1	1	1
卵（スクランブル）	6	2	3	5					1	1
ラムチョップ	1									
ビーフステーキ	1									
牛肉（レバー）	1		1	1						
卵（固ゆで）	1									
ポークチョップ	1									
エビ										
豚肉（ロースト）	1	1								
七面鳥肉	1	1		1						
卵（焼き）										
ハム	1									
子牛肉のカツレツ										
鶏肉	1									
魚（タラ）										
ハム(ランチョンミート)										
計	93	49	41	38	18	17	16	13	10	8
発生頻度（上位10位） 数値は%	33.7	17.8	14.9	13.8	6.5	6.2				

分析総数＝276

表3-4b　タンパク質製品における工業用化学物質の発生頻度②
（全マーケットバスケット調査）

タンパク質製品	PCB	TCA	BDM	BBZ	Pyl	CTC	PBZ	RBZ	CBZ
ホットドッグ			3	2	1	1			
魚（サケ）	8						2	2	
牛肉（挽肉）		1							
ボローニャソーセージ		2	2	2					1
サラミソーセージ			1		2	1			
ベーコン		2							
ローストビーフ		2							
豚肉（ソーセージ）									
ツナ（缶詰）						1			
卵（スクランブル）					1				
ラムチョップ									
ビーフステーキ									
牛肉（レバー）									
卵（固ゆで）									
ポークチョップ									
エビ									
豚肉（ロースト）				1					
七面鳥肉									
卵（焼き）									
ハム									
子牛肉のカツレツ									
鶏肉									
魚（タラ）									
ハム（ランチョンミート）									
計	8	7	6	5	4	3	2	2	1

発生頻度（上位10位）
数値は％

分析総数＝276　　　■＝禁止化学物質

果実製品に含まれる合成化学物質

　果実製品中に検出された農薬を表3-5に、工業用化学物質を表3-6に示す。果実製品は、かなりの数の異なる殺虫剤や殺菌剤に汚染される。しかし、汚染の大部分に関与する農薬は数種である。イプロジオンとその代謝物は検出された農薬の44.6％を占め、エンドスルファンとその副産物（硫酸エンドスルファン）は24.4％を占め、合計すると69％に上る。残りの5つの農薬は果実製品全体に分布する。

　トルエンおよびこれ以外の工業用化学物質は、主にリンゴ、オレンジ、オレンジジュース、バナナ、レーズンに発生する。これらの果実製品に認められるベンゼン、エチルベンゼン、トルエン、キシレン化合物は、農薬製剤の不活性部分に関連する可能性があるか、または加工装置に接触した結果として現れると推測される。スチレンの発生頻度が最も高いのはイチゴである。この発生は、イチゴを包装する、どこにでもあるラップ材やカゴに伴うものだろう。

　いくつかの果実製品は禁止農薬を含むことがわかる。これらのデータは、レーズン、メロン（マスクメロン）、イチゴは禁止農薬に汚染されている可能性が最も高く、一部のブドウ、モモ、サクランボ、プルーンのサンプルでDDE汚染が報告されていることを示唆する。これらの果実の大部分も国内産であった。このことは、これらの農薬が過去の農業施策によるものであることを意味している。

　かんきつ類は、非かんきつ類ほど農薬汚染がない傾向がある。とくに、すべてのかんきつ類およびフルーツジュースは、基本的にエンドスルファンとイプロジオンによる汚染がないが、エチオンによる汚染がみられる（非かんきつ類ではみられない）。

　果実製品カテゴリーにおいて、ジュースは母体の果実類（パイナップルを除く）よりもはるかに汚染が少ない傾向があるという特徴は興味深い。これは、母体の果実類の皮に合成化学物質が残留していることを示唆するものであり、缶詰のモモやナシは、丸ごとの果実よりも汚染が少ないことにも一致する。

表3-5a 果実製品における農薬の発生頻度①
（全マーケットバスケット調査）

果実製品	Ipr	Car	Thi	Ipm	EnS	Azi	Cpy	Dic	EⅡ	Pho	EnI	Dan
リンゴ		2	12		5	11	6	1	7	3	7	1
イチゴ	10	8		3	4	2		2	3		3	
サクランボ	9	9		9	5	7			5	2	3	
モモ	11	6		9	1	3	2	1	1	9	1	7
レーズン	2	5		1	1		2	7	1	2	1	
プラム	12	2		12	1		5	2				10
メロン（マスクメロン）		1	3		10		3		6		6	2
ブドウ	8	2		7	1		3	2	1		1	
オレンジ		2	9		1		7	2				1
ナシ	2	2	11		2	7		2	1	6		1
プルーン	10			6	4	1	2	6	3		2	1
アンズ	9	2	1	2	2	3	1		2	7	1	1
バナナ			10									
アップルソース		7	3		1		2					
オレンジジュース		2					1					
リンゴジュース		11	7									
フルーツカクテル	6	1		5			4					
グレープフルーツ			12				2					
ブドウジュース	3	11					1					
モモ（缶詰）	4	6		2								
プルーンジュース	4			2	1						1	
パイナップルジュース					6							
スイカ					4				1			1
グレープフルーツジュース			1									
レモネード							1					
ナシ（缶詰）					1							
パイナップル（缶詰）												
計	90	79	69	58	50	34	34	33	31	29	26	25
発生頻度(上位10位) 数値は%	27.1	23.8	20.8	17.5	15.1	10.2	10.2	10.0	9.3			

分析総数＝332

表3-5b 果実製品における農薬の発生頻度② (全マーケットバスケット調査)

果実製品	Ben	Cap	DDE	Prg	Dat	Par	Mal	Etn	Die	Mxy	P	Far
リンゴ	3	3		1						8		1
イチゴ	4	8	3	1		1	5		4			
サクランボ	2	1	1		1		5			1	3	4
モモ	5	1	1	2		7			1		1	
レーズン			10	12		1						2
プラム	4			1	1							
メロン（マスクメロン）							1		4		1	
ブドウ		5	3		4							1
オレンジ					1							
ナシ	2	2				3					1	
プルーン			1	2		1					1	
アンズ	2	2				1						
バナナ												
アップルソース	1	1			3							
オレンジジュース								6				
リンゴジュース					5							
フルーツカクテル											1	
グレープフルーツ							1	2				
ブドウジュース					1						1	
モモ（缶詰）												
プルーンジュース												
パイナップルジュース												
スイカ												
グレープフルーツジュース								3				
レモネード												
ナシ（缶詰）												
パイナップル（缶詰）												
計	23	23	19	19	15	15	12	11	9	9	9	8
発生頻度（上位10位）数値は%												

分析総数＝332　　▨＝禁止農薬

表3-5c 果実製品における農薬の発生頻度③
（全マーケットバスケット調査）

果実製品	Fen	Tbp	Tox	Vin	Mos	Ome	Diz	Dip	Eth	Mat	Bif	DCP
リンゴ												
イチゴ			1	5			1	1		1	2	
サクランボ	2			1		1		1				
モモ	1				1							
レーズン	1						1					
プラム												
メロン（マスクメロン）			6		4							2
ブドウ				1	1	3	1					
オレンジ						1				2		
ナシ												
プルーン												
アンズ	3											
バナナ												
アップルソース		6							2			
オレンジジュース												
リンゴジュース									1			
フルーツカクテル												
グレープフルーツ							1					
ブドウジュース												
モモ（缶詰）		1										
プルーンジュース												
パイナップルジュース								1				
スイカ												
グレープフルーツジュース												
レモネード												
ナシ（缶詰）												
パイナップル（缶詰）												
計	7	7	7	7	6	5	4	3	3	3	2	2
発生頻度（上位10位）数値は%												

分析総数＝332　■＝禁止農薬

表3-5d 果実製品における農薬の発生頻度④
(全マーケットバスケット調査)

果実製品	Efv	Fex	Fol	Met	Pal	Pne	Ace	Cd	Cil	DDT	Edr	Pon
リンゴ						2						1
イチゴ		1	1	2				1				
サクランボ	1						1					
モモ												
レーズン										1		
プラム												
メロン(マスクメロン)					1						1	
ブドウ		1	1						1			
オレンジ												
ナシ												
プルーン												
アンズ	1											
バナナ												
アップルソース												
オレンジジュース												
リンゴジュース												
フルーツカクテル												
グレープフルーツ												
ブドウジュース												
モモ(缶詰)												
プルーンジュース												
パイナップルジュース												
スイカ					1							
グレープフルーツジュース												
レモネード												
ナシ(缶詰)												
パイナップル(缶詰)												
計	2	2	2	2	2	2	1	1	1	1	1	1

発生頻度(上位10位) 数値は%

分析総数=332　■=禁止農薬

表3-6 果実製品における工業用化学物質の発生頻度
（全マーケットバスケット調査）

果実製品	Tol	Xyl	BZ	Sty	Cfo	TCE	EBZ	PCE	DBZ	DNB
リンゴ	3	9	4		2				1	
イチゴ	1	1	1	8				1		
サクランボ										
モモ										
レーズン	4	3	2	1	2	1		1		
プラム										1
メロン（マスクメロン）										
ブドウ										
オレンジ	8	5	2	2	2	1				
ナシ		1								
プルーン	1									
アンズ										
バナナ	5	3	9	1	1	1	1			
アップルソース		1								
オレンジジュース	5	2	3	2	3		1			
リンゴジュース										
フルーツカクテル	1	1								
グレープフルーツ										
ブドウジュース										
モモ（缶詰）										
プルーンジュース		1								
パイナップルジュース										
スイカ										
グレープフルーツジュース			1							
レモネード	1									
ナシ（缶詰）	1									
パイナップル（缶詰）										
計	30	27	22	14	10	3	2	2	1	1
発生頻度（上位10位）数値は％	9.0									

分析総数＝332

穀物／木の実製品に含まれる合成化学物質

　穀物／木の実製品中に検出された農薬を表3-7に、工業用化学物質を表3-8に示す。これまでの食品カテゴリーとは異なり、多くの穀物／木の実食品が他の食

品カテゴリーの製品を混合したものであり、市販されているものであった（自家製のコーンブレッドを除く）。主成分が穀物／木の実製品である場合、その食品はこのカテゴリーに位置づけ、これ以外の場合は、混合食品のカテゴリーに位置づけた。混合食品であるため、一部の製品は乳製品、タンパク質製品（卵など）、または果実製品に関連する化学的汚染物質のパターンを示すことがある。

最初の6つの有機リン系農薬と塩素化有機リン系農薬は、小麦ベース製品の中心となる。表3-7から、ほぼすべての小麦ベースの製品は、少なくともマラチオンとクロルピリホスメチルに汚染されることがわかる。これらのデータは、トウモロコシベースの製品もマラチオンとクロルピリホスメチルを含むと考えられるが、最初の6つの有機リン系農薬と塩素化有機リン系農薬に汚染される可能性ははるかに低いことを示唆する。

理論上、有機リン系農薬は残留しない。これが意味することは、USDAが認定した有機小麦ベースの製品やトウモロコシベースの製品には、農薬が比較的ないはずだということである。しかし、これまでのカテゴリーとまったく同様に、一部のUSDA認定の有機穀物／木の実製品は、禁止農薬に汚染されるようになる。

これらのデータは、ピーナッツ製品（ピーナッツバターやドライローストピーナッツ）は少なくとも3つの禁止農薬に汚染されていることを明らかにしている。一方で、ミックスナッツ、バタークラッカー、ポップコーン、スイートロール、パンケーキミックス、コーンブレッドは、禁止農薬を含有すると報告された。これらの製品は輸入率が低いと考えると、こうした農薬が検出されたのは、過去のアメリカの農業施策の結果と言えよう。

繰り返しになるが、このことからは、USDA認定有機ピーナッツ製品であっても、複数の禁止農薬が存在することが示唆される。他の穀物ベースの製品にも禁止農薬が検出されたことは、これらの混合製品に使用されるバターや油との関連が考えられる。

油分を多量に含んだり、バターやマーガリンで調理されたりした穀物製品は、工業用化学物質を含む加工装置やプラスチックに接触した可能性がある。その結果、いくつかの穀物製品は、かなりの工業用化学物質に汚染されたのである。グラハムクラッカー、白パン、スイートロール、バタークラッカー、フルーツ味のシリアルがその例である。

表3-7a 穀物製品における農薬の発生頻度①（全マーケットバスケット調査）

穀物製品	Mal	Cpm	Cpy	Mxy	Dip	Pri	Dca	Pal	Tox	DDE	Die
ピーナッツバター	4		11	1				12	12	8	11
ミックスナッツ（ピーナッツなし）			8					2		3	2
ローストピーナッツ	3		8					11	12	8	9
グラハムクラッカー	12	12	3	4		1					
白パン	10	10	1		11	1	4				
スイートロール	11	11	1	2						1	
バタークラッカー	12	12		4	1						
フルーツ味のシリアル	3	2	4				6				
ポップコーン	2			7		7			1		1
コーンチップ	2		1	1		5					
ひき割り小麦のパン	11	11	2		3	2	6				
全粒小麦粉のパン	12	12	3		9	4					
ホワイトロール	11	9	1	1	4	3					
フラワートルティーヤ	11	11	2	3	7						
塩振りクラッカー	12	11	3	4		1					
ライ麦パン	11	12			3	1					
ベーグル	10	11	3	1		5					
シュレッデドウィート*	10	10	1	3							
プレッツェル	11	12		4		2					
パンケーキ（ミックス）	10	11		1						3	
グラノーラ	5	9	3	1							
イングリッシュマフィン	11	11				2					
コーンブレッド（自家製）	9	8				2				1	
ヌードル	7	7									
オート麦リングシリアル							12				
ビスケット	5	9		1		1					
マカロニ	6	6		1							
白米				1	1						
クリームコーン											
オートミール	1										
クリスプライスシリアル											
コーンフレーク				1							
小麦シリアル	1	1									
ひき割りトウモロコシ	1										
米国南部産インゲンマメ											
インゲンマメ											
トウモロコシ											
計	214	208	55	41	39	37	28	25	25	24	23
発生頻度（上位10位） 数値は%	48.2	46.8	12.4	9.2	8.8	8.3					

分析総数＝444　　■＝禁止農薬　　＊シュレッデドウィート＝全粒小麦粉で作った朝食用シリアル

表3-7b 穀物製品における農薬の発生頻度②（全マーケットバスケット調査）

穀物製品	24-D	EnS	Pme	BHC	Cam	Cum	Qac	Diz	Edi	Mat	Qui
ピーナッツバター	1	7	6	4							4
ミックスナッツ（ピーナッツなし）	1			5		4					
ローストピーナッツ		7	8	3							1
グラハムクラッカー						1					
白パン	6				3	1					
スイートロール						2				1	
バタークラッカー		1				1					
フルーツ味のシリアル						1			6	4	
ポップコーン											
コーンチップ											
ひき割り小麦のパン	8							1			
全粒小麦粉のパン											
ホワイトロール					7						
フラワートルティーヤ											
塩振りクラッカー											
ライ麦パン											
ベーグル											
シュレッデッドウィート*								2			
プレッツェル								1			
パンケーキ（ミックス）											
グラノーラ								1			
イングリッシュマフィン											
コーンブレッド（自家製）											
ヌードル		1						1			
オート麦リングシリアル	1										
ビスケット											
マカロニ											
白米						6					
クリームコーン											
オートミール		1									
クリスプライスシリアル							4				
コーンフレーク											
小麦シリアル											
ひき割りトウモロコシ											
米国南部産インゲンマメ											
インゲンマメ											
トウモロコシ											
計	17	17	14	12	10	10	10	6	6	5	5
発生頻度（上位10位）数値は%											

分析総数=444　　■=禁止農薬　　*シュレッデッドウィート=全粒小麦粉で作った朝食用シリアル

表3-7c 穀物製品における農薬の発生頻度③(全マーケットバスケット調査)

穀物製品	Clo	Ipr	Lin	Etn	Pms	Cno	Dic	EⅡ	Mec	P	Par
ピーナッツバター					2			1			
ミックスナッツ(ピーナッツなし)			2								
ローストピーナッツ						1	2				
グラハムクラッカー											
白パン		1									
スイートロール											
バタークラッカー											
フルーツ味のシリアル				3					2		
ポップコーン		1									
コーンチップ											
ひき割り小麦のパン									1		
全粒小麦粉のパン											1
ホワイトロール											1
フラワートルティーヤ											
塩振りクラッカー											
ライ麦パン			1							1	
ベーグル											
シュレッデッドウィート*											
プレッツェル											
パンケーキ(ミックス)											
グラノーラ		1					2				
イングリッシュマフィン											
コーンブレッド(自家製)											
ヌードル											
オート麦リングシリアル	4										
ビスケット											
マカロニ			1								
白米		1									
クリームコーン											
オートミール								1			
クリスプライスシリアル											
コーンフレーク											
小麦シリアル											
ひき割りトウモロコシ											
米国南部産インゲンマメ											
インゲンマメ											
トウモロコシ											
計	4	4	4	3	3	2	2	2	2	2	2
発生頻度(上位10位) 数値は%											

分析総数=444 *シュレッデッドウィート=全粒小麦粉で作った朝食用シリアル

第3章　バランス食に含まれる合成化学物質

表3-7d　穀物製品における農薬の発生頻度④（全マーケットバスケット調査）

穀物製品	Tbp	Cpa	Cte	Dat	EDC	Eth	Fit	HCB	Mxo	Pcy	Ton
ピーナッツバター											
ミックスナッツ（ピーナッツなし）											
ローストピーナッツ		1	1								
グラハムクラッカー											
白パン						1					
スイートロール											
バタークラッカー								1			
フルーツ味のシリアル					1						1
ポップコーン											
コーンチップ									1		
ひき割り小麦のパン											
全粒小麦粉のパン											
ホワイトロール											
フラワートルティーヤ											
塩振りクラッカー											
ライ麦パン											
ベーグル							1				
シュレッデッドウィート*	1										
プレッツェル											
パンケーキ（ミックス）											
グラノーラ										1	
イングリッシュマフィン											
コーンブレッド（自家製）											
ヌードル											
オート麦リングシリアル											
ビスケット											
マカロニ											
白米											
クリームコーン					1						
オートミール											
クリスプライスシリアル											
コーンフレーク	1										
小麦シリアル											
ひき割りトウモロコシ											
米国南部産インゲンマメ											
インゲンマメ											
トウモロコシ											
計	2	1	1	1	1	1	1	1	1	1	1
発生頻度（上位10位）数値は％											

分析総数＝444　　　■＝禁止農薬　　＊シュレッデッドウィート＝全粒小麦粉で作った朝食用シリアル

表3-8a 穀物製品における工業用化学物質の発生頻度①(全マーケットバスケット調査)

穀物製品	Tol	Xyl	Sty	TBZ	BZ	EBZ	PBZ	DBZ	TCE
ピーナッツバター	11	6	10	5	6	5	11	1	1
ミックスナッツ(ピーナッツなし)	12	10	12	9	2	8	1	3	3
ローストピーナッツ	1	1					12		
グラハムクラッカー	9	6	4	7	3	4		3	
白パン	4	4	3	4	1	1		3	1
スイートロール	9	6	11	4	3	3		1	1
バタークラッカー	9	5	3	3	1	3		1	2
フルーツ味のシリアル	7	5	3	1	5	1			1
ポップコーン	10	7	3	3	5	2		1	2
コーンチップ	10	5	4	4	5	2		1	2
ひき割り小麦のパン									
全粒小麦粉のパン		1		1					
ホワイトロール				1					
フラワートルティーヤ	1	1							
塩振りクラッカー		1		1					
ライ麦パン	1	1							
ベーグル									
シュレッデッドウィート*	1	1		1					
プレッツェル									
パンケーキ(ミックス)	1	1							
グラノーラ	1	1	1						
イングリッシュマフィン									
コーンブレッド(自家製)		1							
ヌードル	1	1							
オート麦リングシリアル									
ビスケット									
マカロニ									
白米									
クリームコーン	3				1				
オートミール		1		1					
クリスプライスシリアル									
コーンフレーク		1							
小麦シリアル									
ひき割りトウモロコシ									
米国南部産インゲンマメ									
インゲンマメ									
トウモロコシ									
計	91	66	54	45	32	29	24	14	13
発生頻度(上位10位) 数値は%	20.5	14.9	12.2	10.1					

分析総数=444 *シュレッデッドウィート=全粒小麦粉で作った朝食用シリアル

表3-8b 穀物製品における工業用化学物質の発生頻度②(全マーケットバスケット調査)

穀物製品	Cfo	TCA	PCB	Pyl	BBZ	PCE	Tpp	BDM
ピーナッツバター	2	5	1	2	1			
ミックスナッツ(ピーナッツなし)	1	1		1		2		
ローストピーナッツ			1					
グラハムクラッカー	1			2	2	1		
白パン				1				
スイートロール			2					
バタークラッカー	1		3	1				
フルーツ味のシリアル	4			1				
ポップコーン		3	2		2			1
コーンチップ	2	2		1				
ひき割り小麦のパン							1	
全粒小麦粉のパン								
ホワイトロール							1	
フラワートルティーヤ								
塩振りクラッカー								
ライ麦パン								
ベーグル								
シュレッデッドウィート*								
プレッツェル								
パンケーキ(ミックス)								
グラノーラ								
イングリッシュマフィン								
コーンブレッド(自家製)								
ヌードル								
オート麦リングシリアル								
ビスケット	1							
マカロニ								
白米								
クリームコーン								
オートミール								
クリスプライスシリアル								
コーンフレーク								
小麦シリアル								
ひき割りトウモロコシ								
米国南部産インゲンマメ								
インゲンマメ								
トウモロコシ								
計	12	11	9	8	6	3	2	1

発生頻度(上位10位) 数値は%

分析総数=444　　　=禁止化学物質　　*シュレッデッドウィート=全粒小麦粉で作った朝食用シリアル

野菜製品に含まれる合成化学物質

野菜製品中に検出された農薬を表3-9に、工業用化学物質を表3-10に示す。乳製品とタンパク質製品の両方と比較すると、①油（オリーブ／サフラワー油やマーガリン）または油で揚げた食品（フレンチフライおよびポテトチップス）、および②機械による取り扱いと選別を受けた食品（トマトおよびアボカド）を除き、野菜食品に含まれる工業用化学物質は、はるかに少ない。しかし、野菜類はかなりの数の異なる殺虫剤や除草剤に汚染されている。

塩素化エンドスルファン殺虫剤は全野菜製品の75％を汚染し、検出された農薬の70％に相当する。2002年以降、水分の多いマメ類（beans and peas）、ホウレンソウ、ブドウへのエンドスルファン殺虫剤の使用は中止されている。しかし、中止されたにもかかわらず、多数の野菜製品は今なおエンドスルファン農薬に汚染されていると予想される。

表3-9は、多くの野菜製品が禁止農薬を含むことを示す。これらのデータは33の野菜製品が禁止農薬に、21の野菜製品（47％）が複数の禁止農薬に汚染されていることを示す。この広くはびこる汚染は、バランス食に含まれる5つの推奨野菜群を超えている。

例：●緑色野菜：ホウレンソウ、コラード（ケールの変種）、ブロッコリー
●黄色野菜：ニンジン、サツマイモ、冬カボチャ
●豆類：ライマメ
●デンプン質の野菜：イモ（ジャガイモ、フレンチフライ、ポテトチップス、マッシュポテト）
●その他の野菜：夏カボチャ、ピクルス、カブ、ビーツ、キュウリ、セロリ、オリーブ、油、芽キャベツ、アイスバーグレタス、ピーマン、ミックスベジタブル、アスパラガス、サヤインゲン、ザウアークラウト、タマネギ

輸入率が非常に高い野菜（カボチャ、キュウリ、オリーブ）には国外で禁止農薬が使用されている可能性がある。残りの野菜のほとんどは、アメリカで生育された。これらのデータは、USDA認定の有機野菜類と非有機製品の両方とも、そ

の大部分は少なくとも１つの禁止農薬を含むが、47％以上は複数の禁止有機塩素系農薬に汚染されている可能性があることを示す。当然ながら、複数の禁止農薬に汚染されている可能性が最も高い野菜は、ホウレンソウ、コラード、カボチャ、ピクルス、キュウリ、ラディッシュ、カブ、皮付きジャガイモ、ブロッコリー、ビーツである。

　これらのデータは、複数の農薬に汚染される可能性が最も高い野菜製品は、ピーマン、セロリ、トマト、ホウレンソウ、ミックスベジタブル、ライマメ、コラード、サヤインゲン、芽キャベツ、皮付きジャガイモ、アイスバーグレタスであることを示唆する。USDA認定有機食品として購入したこれらの製品はすべて、農薬を含まないと予想される。

表3-9a　野菜製品における農薬の発生頻度①（全マーケットバスケット調査）

野菜製品	EnS	DDE	EII	EnI	Die	Cam	P	Mos	Cpy	Ace	DCP	DDT
ホウレンソウ	7	12	3	1	6		12		6	1	4	11
フレンチフライ（FF）	11	3			4	8			2			1
コラード	6	11	1	2	5		12		4		10	4
ポテトチップス	6	2			2	11						1
ピーマン	6	3	6	6		2	4	11	3	10	1	1
スイートピクルス	12	2	11	10	10				3			1
ディルピクルス	12	2	11	10	10		1					1
セロリ	3	7	3	2		1	11	5		9		2
夏カボチャ	12	3	8	11	9							1
マーガリン												
ジャガイモ（皮付き）	11	7	1	2		12		1	2			6
キュウリ	12		12	12	4			4	2			
トマト	7		8	6		1	7	6	6			
オリーブ／サフラワー油	8	5	3	2				1				
ブラックオリーブ	11	6		5					10		6	
アイスバーグレタス	7	3	6	6	1		4	3		6		
フレンチフライ（冷凍）	11	2			2	12						
サヤインゲン	3	2	2	2				7		8	1	
マッシュポテト	8	3				12						
ライマメ		2			1			8		9	1	
冬カボチャ	7	2			6	1		1				
ラディッシュ	3	9			5				3		4	4
ジャガイモ（皮むき）	8	2	1			11	1					
芽キャベツ	4	3	1	2	2		5	1	9			
ブロッコリー	3	9	3	3	2		5		1		4	
カブ	2	7	1		5			7			5	1
アボカド												
トマトケチャップ	1	2	1			1	2	3	2	2		
トマトソース	1	2	2	2			2	4	1	1		
マッシュルーム							3					
ミックスベジタブル（冷凍）		1			1		1	7		9		
サツマイモ					2	3			1			
ビーツ	3	4			6					3		
ニンジン	1	4										
煮込みトマト	1						1	1				
トマトジュース	3		3	2				3				
エンドウ（乾燥）								2	1			
オクラ	3		3	1								
ナス	1			1				5	1			
アスパラガス		2							5			
グリーンピース												
ザウアークラウト					2		1					
キャベツ	4											
カリフラワー							2					
タマネギ					1							
計	198	122	90	89	86	75	73	72	67	58	40	34
発生頻度（上位10位）数値は%	36.7	22.6	16.7	16.5	15.9	13.9	13.5	13.3	12.4	10.7		

分析総数＝540　　■＝禁止農薬　　＊FF＝ファストフード

第3章　バランス食に含まれる合成化学物質

表3-9b　野菜製品における農薬の発生頻度②（全マーケットバスケット調査）

野菜製品	Dan	Cd	Tox	Ipr	Dat	Dip	Eth	Icm	Thi	HE	Lin	Nac
ホウレンソウ	1	2	4		2		1				1	1
フレンチフライ（FF）	1							2		1		
コラード		2	3		1							1
ポテトチップス				1				2		1		
ピーマン					3							
スイートピクルス		6	3							1	4	4
ディルピクルス		4	6				1			1	4	1
セロリ	9				1							
夏カボチャ		2	7							3		1
マーガリン						6						
ジャガイモ（皮付き）				3			5	4	8			1
キュウリ	1	4	2							3		3
トマト	2											
オリーブ／サフラワー油											4	
ブラックオリーブ												
アイスバーグレタス	1				3							
フレンチフライ（冷凍）	1			1		1	6	4		1		
サヤインゲン	2			3			2					
マッシュポテト						6	1	3				
ライマメ				2	5						2	
冬カボチャ	1	5	2							5		2
ラディッシュ		1										
ジャガイモ（皮むき）							3	4	1			1
芽キャベツ				2	1							
ブロッコリー												
カブ					1							
アボカド												
トマトケチャップ		1										
トマトソース												
マッシュルーム									10			
ミックスベジタブル（冷凍）												
サツマイモ	9											
ビーツ					1							
ニンジン					9							
煮込みトマト												
トマトジュース												
エンドウ（乾燥）						4					1	
オクラ				1	1							
ナス												
アスパラガス												
グリーンピース					5							
ザウアークラウト	1											
キャベツ												
カリフラワー												
タマネギ					1							
計	29	27	27	23	22	20	20	19	19	16	16	15
発生頻度（上位10位）数値は％												

分析総数＝540　　　■＝禁止農薬　　＊FF＝ファストフード

表3-9c　野菜製品における農薬の発生頻度③（全マーケットバスケット調査）

野菜製品	Ome	Cno	Dic	Pal	Cin	Cpa	Car	Vin	Diz	TDE	Tpp	Met
ホウレンソウ	4			1					1	5		
フレンチフライ（FF）								1				
コラード	1			1	7					2		
ポテトチップス												
ピーマン	3		2				2					4
スイートピクルス					1							
ディルピクルス							2				1	
セロリ									1			1
夏カボチャ				4								
マーガリン											6	
ジャガイモ（皮付き）				1								
キュウリ								1	1			1
トマト	2		3							1		
オリーブ／サフラワー油									1			
ブラックオリーブ		1	6		1							
アイスバーグレタス	1				2		1					2
フレンチフライ（冷凍）		1			1							
サヤインゲン	1						2	6				
マッシュポテト										1		
ライマメ	3		1									
冬カボチャ												
ラディッシュ				1						1		
ジャガイモ（皮むき）												
芽キャベツ				1			1					
ブロッコリー									1			
カブ										1		
アボカド												
トマトケチャップ			5			3						
トマトソース			3		1	1						
マッシュルーム							2					
ミックスベジタブル（冷凍）							2					
サツマイモ				1								
ビーツ				2								
ニンジン									1			
煮込みトマト			4			5	1					
トマトジュース							2					
エンドウ（乾燥）												
オクラ												
ナス												
アスパラガス												
グリーンピース												
ザウアークラウト												
キャベツ												
カリフラワー												
タマネギ												
計	15	14	12	12	11	11	10	10	9	9	9	8

発生頻度（上位10位）数値は%

分析総数＝540　　■＝禁止農薬　　＊FF＝ファストフード

第3章 バランス食に含まれる合成化学物質

表3-9d 野菜製品における農薬の発生頻度④（全マーケットバスケット調査）

野菜製品	Fen	Ben	Cum	BHC	Efv	Oct	Cil	Cyf	Edr	Mal	Tri	Bif
ホウレンソウ												
フレンチフライ（FF）			2							1		
コラード	5				1							
ポテトチップス											3	
ピーマン	1				2			2				1
スイートピクルス				2		2						
ディルピクルス				1								
セロリ							3			1		
夏カボチャ						1			1			
マーガリン			4									
ジャガイモ（皮付き）												
キュウリ				2		1			1			
トマト	1				1							
オリーブ／サフラワー油												
ブラックオリーブ												
アイスバーグレタス												
フレンチフライ（冷凍）										1		
サヤインゲン												1
マッシュポテト												
ライマメ												
冬カボチャ						1						
ラディッシュ								1	1			
ジャガイモ（皮むき）												
芽キャベツ												
ブロッコリー												
カブ												
アボカド												
トマトケチャップ						1						
トマトソース												
マッシュルーム			6									
ミックスベジタブル（冷凍）												
サツマイモ												
ビーツ												
ニンジン												
煮込みトマト												
トマトジュース												
エンドウ（乾燥）												
オクラ												
ナス												
アスパラガス												
グリーンピース												
ザウアークラウト												
キャベツ												
カリフラワー												
タマネギ												
計	7	6	6	5	5	5	3	3	3	3	3	2

発生頻度（上位10位）数値は％

分析総数＝540　　■＝禁止農薬　　＊FF＝ファストフード

表3-9e 野菜製品における農薬の発生頻度⑤（全マーケットバスケット調査）

野菜製品	Cte	Lac	Qui	Cau	HCB	Lrn	Mat	Mxy	Neb	Oxa	Sim	Tos
ホウレンソウ												
フレンチフライ（FF）												
コラード				1								
ポテトチップス												1
ピーマン		1										
スイートピクルス												
ディルピクルス												
セロリ										1		
夏カボチャ			1		1							
マーガリン												
ジャガイモ（皮付き）												
キュウリ												
トマト												
オリーブ／サフラワー油							1				1	
ブラックオリーブ												
アイスバーグレタス												
フレンチフライ（冷凍）												
サヤインゲン									1			
マッシュポテト												
ライマメ												
冬カボチャ												
ラディッシュ												
ジャガイモ（皮むき）												
芽キャベツ												
ブロッコリー												
カブ												
アボカド												
トマトケチャップ	1			1								
トマトソース	1	1										
マッシュルーム												
ミックスベジタブル（冷凍）												
サツマイモ												
ビーツ												
ニンジン							1					
煮込みトマト												
トマトジュース												
エンドウ（乾燥）												
オクラ												
ナス												
アスパラガス												
グリーンピース								1				
ザウアークラウト												
キャベツ												
カリフラワー												
タマネギ												
計	2	2	2	1	1	1	1	1	1	1	1	1

発生頻度（上位10位）数値は%

分析総数＝540　　■＝禁止農薬　　＊FF＝ファストフード

第3章　バランス食に含まれる合成化学物質

表3-10a　野菜製品における工業用化学物質の発生頻度①（全マーケットバスケット調査）

野菜製品	Tol	Sty	BZ	Xyl	EBZ	Cfo	TBZ	DBZ	PCE
ホウレンソウ						1			
フレンチフライ（FF）	11	10	2	6	5	1	3	2	1
コラード									
ポテトチップス	10	5	3	6	5	2	5	3	2
ピーマン									
スイートピクルス			1						
ディルピクルス	1								
セロリ	1			1				1	
夏カボチャ									
マーガリン	12	5	3	7	4	2	4	4	4
ジャガイモ（皮付き）									
キュウリ									
トマト	2	1	3	1	1	2			
オリーブ／サフラワー油	7	6	6	5	4	2	2		1
ブラックオリーブ	1					1			
アイスバーグレタス									
フレンチフライ（冷凍）									
サヤインゲン									
マッシュポテト									
ライマメ									
冬カボチャ									
ラディッシュ									
ジャガイモ（皮むき）									
芽キャベツ									
ブロッコリー									
カブ									
アボカド	2	5	8	1		6		1	3
トマトケチャップ									
トマトソース	1								
マッシュルーム									
ミックスベジタブル（冷凍）									
サツマイモ	1								
ビーツ									
ニンジン									
煮込みトマト			1						
トマトジュース									
エンドウ（乾燥）	1								
オクラ									
ナス									
アスパラガス									
グリーンピース									
ザウアークラウト									
キャベツ									
カリフラワー									
タマネギ									
計	50	32	27	27	19	17	14	11	11
発生頻度（上位10位）数値は%									

分析総数＝540　＊FF＝ファストフード

表3-10b 野菜製品における工業用化学物質の発生頻度②（全マーケットバスケット調査）

野菜製品	TCE	DNB	PBZ	BBZ	BDM	CBZ	Pyl	BRB	RBZ
ホウレンソウ									
フレンチフライ（FF）	1		1	1	1	2	1		
コラード									
ポテトチップス	2			1					
ピーマン									
スイートピクルス									
ディルピクルス									
セロリ		1	1						
夏カボチャ									
マーガリン					1		1	1	
ジャガイモ（皮付き）									
キュウリ									
トマト									
オリーブ／サフラワー油									
ブラックオリーブ									
アイスバーグレタス									
フレンチフライ（冷凍）			1						1
サヤインゲン									
マッシュポテト									
ライマメ									
冬カボチャ									
ラディッシュ									
ジャガイモ（皮むき）									
芽キャベツ									
ブロッコリー									
カブ									
アボカド	3								
トマトケチャップ									
トマトソース									
マッシュルーム									
ミックスベジタブル（冷凍）									
サツマイモ		2							
ビーツ									
ニンジン									
煮込みトマト									
トマトジュース									
エンドウ（乾燥）									
オクラ									
ナス									
アスパラガス									
グリーンピース									
ザウアークラウト									
キャベツ									
カリフラワー									
タマネギ									
計	6	3	3	2	2	2	2	1	1

発生頻度（上位10位）数値は%

分析総数＝540　＊FF＝ファストフード

混合製品に含まれる合成化学物質

　混合製品中に検出された農薬を表3-11に、工業用化学物質を表3-12に示す。この2つの表にある混合食品を検討すると、その組成は穀物製品、乳製品、肉製品が主体であることがわかる。このため、混合食品で最もよくみられる農薬と工業用化学物質が、穀物製品、乳製品、肉製品の中心的な化学物質と本質的に同じものであるというのは、予想されないことではない。

　一般に、これらのデータは、チーズ、バターまたはマーガリン、牛乳、高脂肪肉製品、油（または油で調理したもの）を含む食品が、多数の農薬や工業用化学物質に汚染されていることを示す。さらに、大部分の混合食品は複数の禁止農薬に汚染されている。繰り返すが、乳製品やタンパク質製品を含む食品は、多数の禁止農薬に汚染される。

　また、自家製の混合製品は市販の調理済みの混合製品よりも工業用化学物質が少ないと思われる。これらのデータは、自家製品にはスチレンが一貫して含まれないことも示している。自家製品は調理過程で（保存過程に比べて）プラスチックとの接触が少ないことを示唆するものである。

乳幼児用製品に含まれる合成化学物質

　乳幼児用製品中に検出された農薬と工業用化学物質を表3-13に示す。一般に、乳幼児用製品における農薬と工業用化学物質の種類や分布は、基本の食品カテゴリー（乳製品、タンパク質製品、果実製品、穀物製品、野菜製品）と若干似ているが、その濃度にはかなり違いがみられる。乳幼児用製品の平均45％に、多数の汚染物質ならびに使用が禁止または中止された農薬が含まれている。

　これらのデータもまた、禁止農薬が乳幼児用製品にも含まれることを示し、タンパク質製品や野菜製品における禁止農薬と一致している。

　唯一、矛盾があるように見えるものは、牛乳ベースの調合乳で、これらの農薬のいずれも含まれない。市販品には乳脂肪が除去されているため、実際に牛乳ベースの調合乳には、使用禁止または中止の農薬がほとんどあるいはまったく含まれないはずである。

表3-11a 混合製品における農薬の発生頻度①（全マーケットバスケット調査）

混合製品	Cpm	Mal	DDE	Die	Cno	EnS	Cam	Cpa	Cpy	Lin	Cmy
チーズ＆ペパロニピザ（FF）	12	12	11	2	9	1		6	5		1
チーズバーガー(112.5g)＆バンズ(FF)	11	11	12	12		7			2	2	
タコス／トスターダ（FF）	2	4	12	2	11	5		8	2		4
ハンバーガー(112.5g)＆バンズ（FF）	11	12	12	8		5	1		2	1	
ミルクチョコレートキャンディーバー			9			3			3	12	
チーズピザ（FF）	12	11	11	2	6	2		4	5		1
チョコレートチップクッキー	11	12						1	10		
フィッシュスティック	11	12	1								
パンプキンパイ	8	11	2	11	11		2	10			12
ブルーベリーマフィン	10	10									
ブラウニー	12	12							1		
ミートローフ			12	7	1		1	1	3		1
砂糖がけドーナッツケーキ	11	11							2		2
チョコレートケーキ	8	6	2	1					1		
チキンナゲット（FF）	6	6	1		2			2			
シュガークッキー	11	10	2						1	1	
アップルパイ	10	12									
ホットドッグ＆バンズ（FF）	11	12	10	4	3	1			6	1	
ツナヌードルキャセロール（自家製）	8	3	12	2	1	7			1		
サンド型クッキー	11	11									
フィッシュ＆バンズ（FF）	12	12	11	8		1	2		2		
マスタード	1		1		9	1		8	2	11	4
コールスロー（ドレッシング和え）			4	4	2	6	1	2	1	2	
フライドチキン（FF）	3	3	1	1	2			1			
チョコレートスナックケーキ	8	6							1		
フレンチサラダドレッシング			1	2	10			9	1	1	8
レーズンブラン	12	7	1			2		2			
ソールズベリーステーキ＆グレービーソース	3		6	3	2	6	12				
チキンポットパイ	10	12		1	1		1	8	1	2	1
マフィン(卵／チーズ／ハム添え)(FF)	10	10	12	4					1		
ピーマンの米＆牛肉詰め（自家製）	3		5	1		5			3		

第３章 バランス食に含まれる合成化学物質

混合製品	Cpm	Mal	DDE	Die	Cno	EnS	Cam	Cpa	Cpy	Lin	Cmy
チリビーンズ（自家製）			7	1	8			8			5
キャラメル			1								
スカロップポテト			4	1		6	10				
ビーフストロガノフ（自家製）	8	6	6	1		1	1				1
ターキーディナー	2	2	2	1		5	10		2		
マカロニ＆チーズ	10	6	5						3		
牛肉入り五目焼きそば（FF）	3	1	1			3			3		
ホワイトソース（自家製）	6	3	4	1							
イタリアンサラダドレッシング(低脂肪)					8			5			4
ビーフシチュー	3		4	2		5	4				
ラザーニャ＆ミート（自家製）	4		9	1	1	1		1	1		
イエローケーキ	9	9		1							
クラムチャウダー	1		3	1		2	9				
ジャム						1					
ポプシクル(棒付きアイスキャンディー)											
マヨネーズ				9		4					
スパゲッティー＆ミートボール	2	1	6						2	1	
ブラウングレービーソース（自家製）	5	1	3	1					1		
野菜／ビーフスープ			1				8				
ポーク＆ビーンズ					3			1	1		
棒付きキャンディー		1							1		
マッシュルームスープ	1		1						1		
フライドチキン（自家製）			3							1	
チョコレートプリン			3								
スパゲッティー＆トマト	1										
トマトスープ						1					
豆＆ベーコンスープ				1							
チキンヌードルスープ											
計	293	260	214	96	90	82	69	67	61	47	44
発生頻度（上位10位）数値は%	41.4	36.7	30.2	13.6	12.7	11.6					

分析総数＝708　　■＝禁止農薬　　＊FF＝ファストフード

表3-11b 混合製品における農薬の発生頻度② (全マーケットバスケット調査)

混合製品	BHC	Cum	Dip	P	EII	DDT	EnI	Dan	Cau	Diz
チーズ&ペパロニピザ(FF)	1	1		2	3		3	1		1
チーズバーガー(112.5g)&バンズ(FF)	1	1			3	1	2			
タコス/トスターダ(FF)	1	4		2	3		3	1		
ハンバーガー(112.5g)&バンズ(FF)	1	2			1	3	1			
ミルクチョコレートキャンディーバー	3					5	1			
チーズピザ(FF)		2		2	1		1			1
チョコレートチップクッキー	3	1	1							
フィッシュスティック		1				1				
パンプキンパイ	1			6					7	
ブルーベリーマフィン		3								
ブラウニー		1								1
ミートローフ	1	1	1	2						2
砂糖がけドーナッツケーキ		1								1
チョコレートケーキ		1								
チキンナゲット(FF)		3				1				
シュガークッキー									1	
アップルパイ		2								
ホットドッグ&バンズ(FF)	2					3				
ツナヌードルキャセロール(自家製)				5	2	1	2	10		
サンド型クッキー										
フィッシュ&バンズ(FF)	1					2	1			1
マスタード		8			1	3	1			
コールスロー(ドレッシング和え)	7			1		1				
フライドチキン(FF)		2								
チョコレートスナックケーキ										
フレンチサラダドレッシング	1					1				
レーズンブラン									2	
ソールズベリーステーキ&グレービーソース								1		
チキンポットパイ								1		
マフィン(卵/チーズ/ハム添え)(FF)										1
ピーマンの米&牛肉詰め(自家製)				4	5	1				1

第3章 バランス食に含まれる合成化学物質

混合製品	BHC	Cum	Dip	P	EⅡ	DDT	EnI	Dan	Cau	Diz
チリビーンズ（自家製）			1				4			
キャラメル			10						5	
スカロップポテト			5					1		
ビーフストロガノフ（自家製）			1			1				2
ターキーディナー							1			
マカロニ＆チーズ			1							
牛肉入り五目焼きそば（FF）				3	1			5		1
ホワイトソース（自家製）			7							
イタリアンサラダドレッシング(低脂肪)		1							1	
ビーフシチュー										
ラザーニャ＆ミート（自家製）					1					
イエローケーキ										
クラムチャウダー								1		
ジャム			1		1		1			
ポプシクル(棒付きアイスキャンディー)		3								
マヨネーズ			1							
スパゲッティー＆ミートボール					1					
ブラウングレービーソース（自家製）	1									
野菜／ビーフスープ										
ポーク＆ビーンズ										
棒付きキャンディー			1							
マッシュルームスープ										1
フライドチキン（自家製）										
チョコレートプリン										
スパゲッティー＆トマト					2					
トマトスープ					1					
豆＆ベーコンスープ										
チキンヌードルスープ										
計	32	30	30	27	26	24	21	20	17	13
発生頻度(上位10位) 数値は％										

分析総数＝708　　　■＝禁止農薬　　＊FF＝ファストフード

表3-11c　混合製品における農薬の発生頻度③（全マーケットバスケット調査）

混合製品	Ipr	Etn	HE	Pri	Cte	HCB	Mxy	Prg	Car	Vin
チーズ&ペパロニピザ（FF）		2			2					
チーズバーガー（112.5g）&バンズ（FF）			2	1		2				
タコス／トスターダ（FF）				1	3					
ハンバーガー（112.5g）&バンズ（FF）			3	1		1				
ミルクチョコレートキャンディーバー				1						
チーズピザ（FF）										
チョコレートチップクッキー								1		
フィッシュスティック										
パンプキンパイ					2					
ブルーベリーマフィン				2				1		
ブラウニー										
ミートローフ	2		4			3				
砂糖がけドーナッツケーキ				1		1				
チョコレートケーキ										
チキンナゲット（FF）		1								
シュガークッキー										
アップルパイ										
ホットドッグ&バンズ（FF）				1		3				
ツナヌードルキャセロール（自家製）										1
サンド型クッキー										
フィッシュ&バンズ（FF）										
マスタード										
コールスロー（ドレッシング和え）										
フライドチキン（FF）										
チョコレートスナックケーキ										
フレンチサラダドレッシング		4			1					
レーズンブラン	1							8		
ソールズベリーステーキ&グレービーソース									4	
チキンポットパイ				1			2			
マフィン(卵／チーズ／ハム添え)（FF）				1		1				
ピーマンの米&牛肉詰め（自家製）										

第3章 バランス食に含まれる合成化学物質

混合製品	Ipr	Etn	HE	Pri	Cte	HCB	Mxy	Prg	Vin	Car
チリビーンズ（自家製）	1				1					
キャラメル										
スカロップポテト										
ビーフストロガノフ（自家製）	2		1							
ターキーディナー									2	
マカロニ&チーズ										
牛肉入り五目焼きそば（FF）										
ホワイトソース（自家製）										
イタリアンサラダドレッシング(低脂肪)		2								
ビーフシチュー	2									
ラザーニャ&ミート（自家製）										
イエローケーキ										
クラムチャウダー	5									
ジャム										6
ポプシクル(棒付きアイスキャンディー)										
マヨネーズ							2			
スパゲッティー&ミートボール										
ブラウングレービーソース（自家製）										
野菜／ビーフスープ									1	
ポーク&ビーンズ										
棒付きキャンディー		2								
マッシュルームスープ										
フライドチキン（自家製）										
チョコレートプリン										
スパゲッティー&トマト										
トマトスープ										
豆&ベーコンスープ										
チキンヌードルスープ										
計	13	11	10	10	9	9	8	8	8	6
発生頻度（上位10位）数値は%										

分析総数=708　　■=禁止農薬　　*FF=ファストフード

表3-11d　混合製品における農薬の発生頻度④（全マーケットバスケット調査）

混合製品	Ccp	Dic	Azi	24-D	DCP	Icm	TDE	Cap	Cyf	Fen
チーズ&ペパロニピザ（FF）	3									
チーズバーガー(112.5g)&バンズ(FF)										
タコス／トスターダ（FF）	2									
ハンバーガー(112.5g)&バンズ（FF）										
ミルクチョコレートキャンディーバー							3			
チーズピザ（FF）										
チョコレートチップクッキー										
フィッシュスティック										
パンプキンパイ										
ブルーベリーマフィン			1							
ブラウニー										
ミートローフ					1					
砂糖がけドーナッツケーキ										
チョコレートケーキ										
チキンナゲット（FF）										
シュガークッキー										
アップルパイ										
ホットドッグ&バンズ（FF）										
ツナヌードルキャセロール（自家製）	1									
サンド型クッキー										
フィッシュ&バンズ（FF）										
マスタード			1							
コールスロー（ドレッシング和え）										
フライドチキン（FF）										
チョコレートスナックケーキ										
フレンチサラダドレッシング		1	1							
レーズンブラン			2		4			2		
ソールズベリーステーキ&グレービーソース			1							
チキンポットパイ										
マフィン(卵／チーズ／ハム添え)（FF）										
ピーマンの米&牛肉詰め（自家製）		2	1		1				1	2

第3章 バランス食に含まれる合成化学物質

混合製品	Ccp	Dic	Azi	24-D	DCP	Icm	TDE	Cap	Cyf	Fen
チリビーンズ（自家製）										
キャラメル										
スカロップポテト						2				
ビーフストロガノフ（自家製）										
ターキーディナー										
マカロニ＆チーズ										
牛肉入り五目焼きそば（FF）									1	
ホワイトソース（自家製）										
イタリアンサラダドレッシング(低脂肪)					1					
ビーフシチュー						1				
ラザーニャ＆ミート（自家製）										
イエローケーキ										
クラムチャウダー										
ジャム										
ポプシクル(棒付きアイスキャンディー)		1								
マヨネーズ										
スパゲッティー＆ミートボール										
ブラウングレービーソース（自家製）										
野菜／ビーフスープ										
ポーク＆ビーンズ										
棒付きキャンディー										
マッシュルームスープ										
フライドチキン（自家製）										
チョコレートプリン										
スパゲッティー＆トマト										
トマトスープ										
豆＆ベーコンスープ										
チキンヌードルスープ										
計	6	6	5	4	3	3	3	2	2	2
発生頻度（上位10位）数値は％										

分析総数＝708　　■＝禁止農薬　　＊FF＝ファストフード

表3-11e 混合製品における農薬の発生頻度⑤（全マーケットバスケット調査）

混合製品	Oct	Thi	Cin	Dat	Dca	Efv	Ipm	Lac	Pho	Pme
チーズ&ペパロニピザ（FF）										
チーズバーガー(112.5g)&バンズ(FF)	1									
タコス／トスターダ（FF）										
ハンバーガー(112.5g)&バンズ（FF）										
ミルクチョコレートキャンディーバー										1
チーズピザ（FF）										
チョコレートチップクッキー										
フィッシュスティック										
パンプキンパイ										
ブルーベリーマフィン										
ブラウニー										
ミートローフ	1									
砂糖がけドーナッツケーキ										
チョコレートケーキ										
チキンナゲット（FF）										
シュガークッキー										
アップルパイ										
ホットドッグ&バンズ（FF）										
ツナヌードルキャセロール（自家製）										
サンド型クッキー										
フィッシュ&バンズ（FF）										
マスタード										
コールスロー（ドレッシング和え）										
フライドチキン（FF）										
チョコレートスナックケーキ										
フレンチサラダドレッシング			1							
レーズンブラン					1					
ソールズベリーステーキ&グレービーソース										
チキンポットパイ										
マフィン(卵／チーズ／ハム添え)(FF)										
ピーマンの米&牛肉詰め（自家製）						1		1		

第3章 バランス食に含まれる合成化学物質

混合製品	Oct	Thi	Cin	Dat	Dca	Efv	Ipm	Lac	Pho	Pme
チリビーンズ（自家製）										
キャラメル										
スカロップポテト										
ビーフストロガノフ（自家製）										
ターキーディナー										
マカロニ＆チーズ										
牛肉入り五目焼きそば（FF）										
ホワイトソース（自家製）										
イタリアンサラダドレッシング(低脂肪)										
ビーフシチュー										
ラザーニャ＆ミート（自家製）										
イエローケーキ										
クラムチャウダー										
ジャム										
ポプシクル(棒付きアイスキャンディー)				1			1			
マヨネーズ										
スパゲッティー＆ミートボール										
ブラウングレービーソース（自家製）										
野菜／ビーフスープ										
ポーク＆ビーンズ										
棒付きキャンディー										
マッシュルームスープ		2								
フライドチキン（自家製）										
チョコレートプリン										
スパゲッティー＆トマト										
トマトスープ										
豆＆ベーコンスープ										
チキンヌードルスープ										
計	2	2	1	1	1	1	1	1	1	1
発生頻度（上位10位）数値は％										

分析総数＝708　　＊FF＝ファストフード

表3-12a　混合製品における工業用化学物質の発生頻度①（全マーケットバスケット調査）

混合製品	Tol	Sty	Xyl	BZ	TBZ	EBZ	Cfo	PCE	TCE
チーズ＆ペパロニピザ（FF）	11	7	10	1		4	1	3	2
チーズバーガー(112.5g)＆バンズ(FF)	12	5	5	6		3	3	1	1
タコス／トスターダ（FF）	10	7	6	2		4	3	1	1
ハンバーガー(112.5g)＆バンズ（FF）	11	7	6	6	1	3	3	1	1
ミルクチョコレートキャンディーバー	11	10	9	2	7	6	1	8	2
チーズピザ（FF）	12	7	7	3	1	3	3	4	1
チョコレートチップクッキー	12	12	5		7	2	2	3	1
フィッシュスティック	11	4	6	3	10	3	7	4	
パンプキンパイ	1	1	1						
ブルーベリーマフィン	12	8	7	4	3	5	1	4	1
ブラウニー	11	6	7	4	8	6	2	2	1
ミートローフ	9	5	4	7		1	2	2	
砂糖がけドーナッツケーキ	12	9	8	3	4	3	1	1	1
チョコレートケーキ	12	10	8	2	6	4	2	4	1
チキンナゲット（FF）	12	11	6	6		4	2	1	2
シュガークッキー	11	12	6	1	2	4	4	3	1
アップルパイ	5	8	5	4	8	3	1		
ホットドッグ＆バンズ（FF）	1		1						
ツナヌードルキャセロール（自家製）	1								
サンド型クッキー	7	11	6	3	2		2	1	
フィッシュ＆バンズ（FF）			1						
マスタード	2								
コールスロー（ドレッシング和え）	4	1	2	12			1		
フライドチキン（FF）	12	5	5	5		3	1		2
チョコレートスナックケーキ	11	5	6	2	4		2	1	
フレンチサラダドレッシング			1						
レーズンブラン					1				
ソールズベリーステーキ＆グレービーソース	1		1				1		
チキンポットパイ			1						
マフィン(卵／チーズ／ハム添え)(FF)			1						
ピーマンの米＆牛肉詰め（自家製）									

第3章 バランス食に含まれる合成化学物質

混合製品	Tol	Sty	Xyl	BZ	TBZ	EBZ	Cfo	PCE	TCE
チリビーンズ（自家製）	1		1						
キャラメル	1	1	1	2		1	2	2	2
スカロップポテト	1								
ビーフストロガノフ（自家製）									
ターキーディナー	1						1		
マカロニ＆チーズ			1						
牛肉入り五目焼きそば（FF）	1	1							
ホワイトソース（自家製）									
イタリアンサラダドレッシング(低脂肪)									
ビーフシチュー									
ラザーニャ＆ミート（自家製）			1	1					
イエローケーキ			1						
クラムチャウダー				1					
ジャム				1					
ポプシクル(棒付きアイスキャンディー)	5			3			3		
マヨネーズ									
スパゲッティー＆ミートボール	1		1	1					
ブラウングレービーソース（自家製）	1								
野菜／ビーフスープ									
ポーク＆ビーンズ			1						
棒付きキャンディー	1								
マッシュルームスープ									
フライドチキン（自家製）	1		1						
チョコレートプリン	1								
スパゲッティー＆トマト			1						
トマトスープ									
豆＆ベーコンスープ									
チキンヌードルスープ									
計	229	153	140	85	64	62	51	47	22
発生頻度(上位10位) 数値は%	32.3	21.6	19.8	12.0					

分析総数＝708　　＊FF＝ファストフード

表3-12b 混合製品における工業用化学物質の発生頻度②(全マーケットバスケット調査)

混合製品	DBZ	BBZ	Pyl	TCA	Tpp	CBZ	BDM	CTC
チーズ&ペパロニピザ (FF)								
チーズバーガー(112.5g)&バンズ(FF)	1	2	1			1		
タコス/トスターダ (FF)		1	1			1	1	
ハンバーガー(112.5g)&バンズ (FF)		1	1	1				
ミルクチョコレートキャンディーバー	2	1		1		1	1	
チーズピザ (FF)				1				
チョコレートチップクッキー	4							
フィッシュスティック	4	3	1	2		2		1
パンプキンパイ								
ブルーベリーマフィン	2		1	1				
ブラウニー	1	1				1		
ミートローフ				1				
砂糖がけドーナッツケーキ		2	2					
チョコレートケーキ	3	1				1		
チキンナゲット (FF)		1	2	2			2	
シュガークッキー	1		1					
アップルパイ	1	2						
ホットドッグ&バンズ (FF)								
ツナヌードルキャセロール (自家製)								
サンド型クッキー						1		
フィッシュ&バンズ (FF)								
マスタード								
コールスロー (ドレッシング和え)	1							1
フライドチキン (FF)			1	2				
チョコレートスナックケーキ								
フレンチサラダドレッシング								
レーズンブラン								
ソールズベリーステーキ&グレービーソース								
チキンポットパイ								
マフィン(卵/チーズ/ハム添え)(FF)								
ピーマンの米&牛肉詰め (自家製)								

第3章 バランス食に含まれる合成化学物質

混合製品	DBZ	BBZ	Pyl	TCA	Tpp	CBZ	BDM	CTC
チリビーンズ（自家製）								
キャラメル					9			2
スカロップポテト					1			
ビーフストロガノフ（自家製）								
ターキーディナー								
マカロニ＆チーズ								
牛肉入り五目焼きそば（FF）								
ホワイトソース（自家製）					1			
イタリアンサラダドレッシング(低脂肪)								
ビーフシチュー								
ラザーニャ＆ミート（自家製）								
イエローケーキ								
クラムチャウダー								
ジャム								
ポプシクル(棒付きアイスキャンディー)							2	
マヨネーズ								
スパゲッティー＆ミートボール								
ブラウングレービーソース（自家製）								
野菜／ビーフスープ								
ポーク＆ビーンズ								
棒付きキャンディー								
マッシュルームスープ								
フライドチキン（自家製）								
チョコレートプリン								
スパゲッティー＆トマト								
トマトスープ								
豆＆ベーコンスープ								
チキンヌードルスープ								
計	20	15	11	11	11	8	6	4
発生頻度(上位10位) 数値は%								

分析総数＝708　　＊FF＝ファストフード

表3-13a　乳幼児用製品における化学物質の発生頻度①
（全マーケットバスケット調査）

乳幼児用製品	DDE	EnS	Cam	P	EⅡ	Cpm	Cpy	Die	Eth	Dat	Ipr
モモ		4		9	2	1	1				5
アップルソース（裏ごし）		6			5		6		6	4	
ライスとアップルシリアル（裏ごし）		10			8		7			1	
ナシ（裏ごし）		4		2	4				9	1	
牛肉（裏ごし）	9										
フルーツプディング（裏ごし）		3		8	3		1			1	7
歯固めビスケット						12					
リンゴジュース（裏ごし）									7		
野菜＆鶏肉	3					8		4			1
野菜＆ハム	3		10					1			1
カボチャ（裏ごし）	1	5		1				5			
サヤインゲン（裏ごし）								1			
ホウレンソウ（裏ごし）	9			4							
ニンジン（裏ごし）											
サツマイモ（裏ごし）	1										
野菜＆牛肉	6		4								
七面鳥肉＆米			4		1			2			
ミックスベジタブル（裏ごし）			6								
大豆ベースの調合乳						1					
ライスシリアル（離乳食）	2										
チキンヌードルディナー	1		2					2			
マカロニ／トマト／牛肉	4										
鶏肉（裏ごし）	1			1							
牛乳ベースの調合乳											
オレンジジュース（裏ごし）											
エンドウ（裏ごし）											
カスタードプリン（裏ごし）											
クリームコーン（裏ごし）											
バナナ＆タピオカ											
計	40	32	26	25	23	22	15	15	15	14	14
発生頻度（上位10位）数値は%	9.3	7.5	6.1	5.8	5.4	5.1	3.5	3.5	3.5		

■＝禁止化学物質

表3-13b　乳幼児用製品における化学物質の発生頻度②
（全マーケットバスケット調査）

乳幼児用製品	EnI	Dan	Mal	Car	Thi	Ipm	Ace	Mos	Ome	Ben	Par
モモ	1			4		3					1
アップルソース（裏ごし）	1			3					3	2	
ライスとアップルシリアル（裏ごし）	6			2						1	
ナシ（裏ごし）	3				1		1				2
牛肉（裏ごし）											
フルーツプディング（裏ごし）	1	2				3					
歯固めビスケット			12								
リンゴジュース（裏ごし）				2	8				1		
野菜＆鶏肉											
野菜＆ハム						1					
カボチャ（裏ごし）											
サヤインゲン（裏ごし）							5	5			
ホウレンソウ（裏ごし）											
ニンジン（裏ごし）											
サツマイモ（裏ごし）		10									
野菜＆牛肉											
七面鳥肉＆米	1										
ミックスベジタブル（裏ごし）							1				
大豆ベースの調合乳											
ライスシリアル（離乳食）											
チキンヌードルディナー											
マカロニ／トマト／牛肉											
鶏肉（裏ごし）											
牛乳ベースの調合乳											
オレンジジュース（裏ごし）											
エンドウ（裏ごし）											
カスタードプリン（裏ごし）											
クリームコーン（裏ごし）											
バナナ＆タピオカ											
計	13	12	12	11	9	7	6	6	4	3	3

発生頻度（上位10位）　数値は％

表3-13c 乳幼児用製品における化学物質の発生頻度③
（全マーケットバスケット調査）

乳幼児用製品	Pho	Qac	Azi	Bif	Efv	HCB	Pzo	Vin	Cap	Cum	Dic
モモ					1		2				
アップルソース（裏ごし）											
ライスとアップルシリアル（裏ごし）									1		
ナシ（裏ごし）	3		2								1
牛肉（裏ごし）											
フルーツプディング（裏ごし）				1							
歯固めビスケット											
リンゴジュース（裏ごし）											
野菜&鶏肉											
野菜&ハム											
カボチャ（裏ごし）						2					
サヤインゲン（裏ごし）				2				2			
ホウレンソウ（裏ごし）											
ニンジン（裏ごし）										1	
サツマイモ（裏ごし）											
野菜&牛肉											
七面鳥肉&米											
ミックスベジタブル（裏ごし）											
大豆ベースの調合乳											
ライスシリアル（離乳食）		3									
チキンヌードルディナー											
マカロニ／トマト／牛肉											
鶏肉（裏ごし）											
牛乳ベースの調合乳											
オレンジジュース（裏ごし）											
エンドウ（裏ごし）											
カスタードプリン（裏ごし）											
クリームコーン（裏ごし）											
バナナ&タピオカ											
計	3	3	2	2	2	2	2	2	1	1	1
発生頻度（上位10位）数値は%											

▨ ＝禁止化学物質

表3-13d 乳幼児用製品における化学物質の発生頻度④
（全マーケットバスケット調査）

乳幼児用製品	Dip	Etn	Fen	Mxy	Pal	Prg	Tca	TDE	Tol	Cfo
モモ			1			1			1	1
アップルソース（裏ごし）									1	
ライスとアップルシリアル（裏ごし）										
ナシ（裏ごし）									1	
牛肉（裏ごし）									10	3
フルーツプディング（裏ごし）										
歯固めビスケット	1			1						
リンゴジュース（裏ごし）										3
野菜＆鶏肉										
野菜＆ハム										
カボチャ（裏ごし）					1			1		
サヤインゲン（裏ごし）										
ホウレンソウ（裏ごし）										
ニンジン（裏ごし）									4	3
サツマイモ（裏ごし）										
野菜＆牛肉										
七面鳥肉＆米										1
ミックスベジタブル（裏ごし）							1			
大豆ベースの調合乳									1	2
ライスシリアル（離乳食）										
チキンヌードルディナー										
マカロニ／トマト／牛肉										
鶏肉（裏ごし）									1	
牛乳ベースの調合乳									1	1
オレンジジュース（裏ごし）		1								
エンドウ（裏ごし）										
カスタードプリン（裏ごし）										
クリームコーン（裏ごし）										
バナナ＆タピオカ										
計	1	1	1	1	1	1	1	1	20	14
発生頻度（上位10位）数値は％									4.7	

▓ ＝禁止化学物質

表3-13e　乳幼児用製品における化学物質の発生頻度⑤
（全マーケットバスケット調査）

乳幼児用製品	BZ	Xyl	TBZ	Sty	BBZ	BDM	CTC	PCE	Pyl	TCA
モモ		1								1
アップルソース（裏ごし）		1								
ライスとアップルシリアル（裏ごし）										
ナシ（裏ごし）		1								
牛肉（裏ごし）	3	2	3			1			1	
フルーツプディング（裏ごし）										
歯固めビスケット		1	1		1					
リンゴジュース（裏ごし）	3			1			1	1		
野菜＆鶏肉										
野菜＆ハム										
カボチャ（裏ごし）										
サヤインゲン（裏ごし）										
ホウレンソウ（裏ごし）		1								
ニンジン（裏ごし）	2	1		1						
サツマイモ（裏ごし）										
野菜＆牛肉		1								
七面鳥肉＆米	1	1								
ミックスベジタブル（裏ごし）		1								
大豆ベースの調合乳	3			1						
ライスシリアル（離乳食）										
チキンヌードルディナー										
マカロニ／トマト／牛肉										
鶏肉（裏ごし）										
牛乳ベースの調合乳	1									
オレンジジュース（裏ごし）		1								
エンドウ（裏ごし）		1								
カスタードプリン（裏ごし）										
クリームコーン（裏ごし）										
バナナ＆タピオカ										
計	13	13	4	3	1	1	1	1	1	1

発生頻度（上位10位）　数値は％

バランス食に含まれる合成化学物質

　各食品カテゴリー（特殊な群になるので乳幼児用製品カテゴリーは除く）におけるすべての化学的汚染物質を検討すると、バランス食を食べることで、合成化学物質の複合混合物にさらされることがわかる。各食品カテゴリーに複数の汚染物質が存在するが、最も頻繁に検出された[*4]合成化学物質の上位10位（それぞれ表3-1～3-13の最後に示す）を用いて、バランス食の化学的多様性を示す。この化学物質への曝露を表3-14にまとめる。

　1つの食品カテゴリー内の上位10位に入る化学物質の頻度を、色付きの枠[*5]で示す。各食品カテゴリーにおける上位10位の全化学物質の頻度も示す。たとえば、アセフェートは野菜製品カテゴリーの上位10位（10.7％）に入る化学物質であったが、果実製品カテゴリーではわずかしか検出されなかった（0.3％、色付きでないのは、果実製品カテゴリーの上位10位に入らないため）。ここで、アセフェートを左から右に見てみよう。乳製品の欄は空欄で（化学物質が検出されない）、果実製品の欄は0.3、次に穀物製品とタンパク質製品の欄が空欄で、野菜製品の欄は10.7、混合製品の欄は空欄である。

　5つの基本の食品カテゴリー（乳製品、果実製品、穀物製品、タンパク質製品、野菜製品）を見ると、バランス食を食べている人はみな、24の農薬と8つの工業用化学物質から成る化学物質の混合物にさらされる可能性がある。しかし、こうした危険性は、高脂肪食品の制限やUSDA認定有機製品の摂取によって制限することができる。

　たとえば、バターの代わりにマーガリンや油を使うことで、化学物質の数はかなり減少する。具体的に言うと、バターには27種の化学物質が含まれるが、マーガリンに含まれる化学物質は14種である。さらに、バターには最低5種の使用禁止または中止の農薬が生じる可能性が非常に高いことから、USDA認定有機バターによっても、汚染物質の数はほとんど減少しないことを覚えておくことは大切である。

* 4 　この割合（％）は、検出された化学物質の回数を1つの食品カテゴリーの化学物質の分析総数で割って求めた。例を挙げると、乳製品カテゴリーでは、テストした228サンプル中149サンプルにDDEが検出された。すなわち、サンプルの65.4％がDDEに汚染されたことになる。
* 5 　それぞれの色は化学的化合物の特定のクラスに対応する。

表3-14 バランス食における曝露を示す化学物質の発生頻度（％）
（全マーケットバスケット調査）

(単位：％)

農　　薬	乳製品	果実製品	穀物製品	タンパク質製品	野菜製品	混合製品	平均*
アセフェート（Ace）		0.3			10.7		
アジンホスメチル（Azi）	0.4	10.2				0.7	
カルバリル（Car）		23.8			1.9	1.1	
リノール酸クロロエチル(Cno)			0.5	4.3	2.6	12.7	
クロルプロファム（Cam）			2.2	1.2	13.9	9.7	
クロルピリホス（Cpr）		10.2	12.3	0.7	12.4	8.6	7.4
クロルピリホスメチル（Cpm）			46.8			41.4	14.7
DDE	65.4	5.7	5.4	39.1	22.6	30.2	28.1
ジコホール（Dic）		10				0.9	
ジエルドリン（Die）	36.8	2.7	5.1	17.4	15.9	13.6	15.3
ジフェニル-2-エチルヘキシルリン酸（Dip）	0.9	0.9	8.8	1.1	3.7	4.2	3.3
エンドスルファンⅠ（EnⅠ）		7.8			16.5	2.9	
エンドスルファンⅡ（EⅡ）		9.3	0.5		16.7	3.7	
硫酸エンドスルファン（EnS）	10.1	15.1	3.8	0.7	36.7	11.6	13
ヘプタクロルエポキシド（HE）	10.1			7.2	3	1.4	
ヘキサクロロベンゼン（HCB）	9.2			7.6		1.3	
イプロジオン（Ipr）	0.4	27.1	0.9		4.3	1.8	5.8
イプロジオン代謝物（Ipm）		17.5					
マラチオン（Mal）	1.3	3.6	48.2	0.7	0.6	36.7	15.2
メタミドホス（Mos）		1.8			13.3		
メトキシクロル（Mxy）	3.1	2.7	9.2		0.2	1.1	2.7
ペルメトリン（P）	2.2	2.7	0.5	0.4	13.5	3.8	3.9
ピリミホスメチル（Pri）			8.3				
チアベンダゾール（Thi）		20.8			3.5		
工業用化学物質	乳製品	果実製品	物製品	タンパク質製品	野菜製品	混合製品	平均*
ベンゼン（BZ）	7	6.6	7.2	17.8	5	12	9.3
クロロホルム（Cfo）	38.5	3	2.7	4.7	3.1	7.2	9.9
エチルベンゼン（EBZ）	3.9	0.6	6.5	6.5	3.5	8.8	5
ペルクロロエチレン（PCE）	4.8	0.6	0.7	6.2	2	6.6	3.5
スチレン（Sty）	10.1	4.2	12.2	13.8	5.9	21.6	11.3
トリメチルベンゼン（TBZ）	5.3		10.1	3.6	2.6	11.7	5.6
トルエン（Tol）	29.4	9	20.5	33.7	9.3	32.3	22.3
キシレン（Xyl）	21.5	8.1	14.9	14.9	5	19.8	14
分析総数	228	322	444	276	540	708	

- 禁止有機塩素系農薬
- 有機塩素系農薬
- 塩素化有機リン系農薬
- 有機リン系農薬
- N-メチルカルバメート系農薬
- カルバメート系除草剤
- ベンズイミダゾール系殺菌剤
- 塩素化工業用化学物質
- 非塩素化工業用化学物質

＊5つ以上の食品カテゴリーで化学物質が検出された場合、平均した。
注：色の付いた枠は、1つの食品カテゴリー内の上位10位に入る化学物質を示す。

表3-14の情報でも、バランス食の摂取に伴って最も多く認められる化学物質の混合物にはどのようなものがあるかが明らかになる。6つの食品カテゴリーのうち5つで化学物質が認められた場合、それを一般的な食事汚染物質として選択し、食品における平均頻度を求めた。化学物質の複合混合物とは、2つの禁止有機塩素系農薬、2つの塩素化有機リン系農薬、3つの有機塩素系農薬、2つの有機リン系農薬、6つの芳香族石油炭化水素、2つの塩素化石油炭化水素から成る。

データの概要

非常に多くの食品が複数の化学物質に汚染されているため、合成化学物質を最小限に含む食品を選択し、USDA認定有機製品として購入すべき食品を確認することを目的として、このガイドブックを使用すべきである。しかし、有機製品を選んだとしても、注意深く製造されたものでない限り、なお禁止農薬や工業用化学物質が含まれる可能性がある。

したがって、有機食品製造業者が自社製品を分析していなかったり、製品に含まれる化学物質の混合物（農薬と工業用化学物質の両方）について、消費者に情報を知らせなかったりすることも覚えておかなければならない。消費者はこの情報を知らされないため、基本的に次の2つの選択がある。

1. 農薬は少ないものの工業用化学物質が必ずしも少ないとは限らないことを確信し、非有機製品よりも、有機製品を購入する。
2. 特定の高脂肪の乳製品やタンパク質製品、およびDDE汚染がみられる野菜製品を制限または排除するとともに、有機製品を購入する。

本ガイドブックの目的は、消費者がこのような情報を知った上で判断できるようにすることである。

ここまでは、バランス食における合成化学物質の摂取に論点を置いて述べてきたが、多くの人は自分のライフスタイルの好みに合った特定の食品しか食べようとしない。このため、特定の食事がいかに化学物質の混合物の摂取に影響をするかを見ていくことが重要である。

第4章
食事および化学物質の混合物

　これまでの全データから、食事はその人が毎日摂取する化学物質の数を決定づけることが明らかになっている。本章では、特定の食品の選択が、合成化学物質の摂取にいかに影響し得るかという例を挙げる。こうした例により、消費者は、特定の食事や日々の食事に認められる化学物質の混合物を確認するために本書を用いることができる。たとえば、表3-1～3-12の化学物質の発生頻度データを用いて、低脂肪食や高脂肪食、ベジタリアン用の食事、子どもの昼食、馴染みの食べ物について、特定の食品の選択が合成化学物質の摂取にいかに影響するかという例を示す。12回のマーケットバスケット調査のうち少なくとも7回（約60％）で化学物質が認められた場合、ある食品に対する特定の合成化学物質として表示される。これ以外の場合は、たとえその食品中に検出されたとしても、化学物質の表示はしなかった。

　1つ目の例は、非有機食品（混合製品はなし）を用いるバランスのとれた高脂肪食と、同じ条件の低脂肪食について、毎日の化学物質の摂取を比較するものである。化学物質の摂取が最も起こりやすい特定の高脂肪メニューと低脂肪メニューを表4-1に示す。この比較によって、低脂肪食には19種類の化学物質（検出された化学物質は合計22）が含まれるが、高脂肪食[*6]には17種類（検出された化学物質は合計39）しか含まれないことが明らかになる。ただし、高脂肪食のほうが複数の食品に含まれる禁止化学物質の数は多い。たとえば、DDEはバター、ボローニャソーセージ、アメリカンチーズ（プロセスチーズ）、牛肉（挽肉）、ベークポテト、サワークリームで検出される。これらのデータは、低脂肪食と高脂肪食には8つの農薬（カルバリル、クロルピリホスメチル、DDE、ジフェニル-2-エチルヘキシルリン酸、硫酸エンドスルファン、マラチオン、ペルメトリン、チアベンダゾール）が共通して認められるが、低脂肪食には工業用化学物質（ベンゼン、

[*6]　低炭水化物食にも高脂肪食と似た汚染物質が含まれる可能性があることに注意する。

表4-1a　低脂肪食と高脂肪食の比較①【低脂肪食の例】

朝食				昼食						夕食				検出された化学物質の種類	検出された化学物質の総数
オートミール	レーズン	スキムミルク	グレープフルーツ	七面鳥肉	レタス	トマト	マスタード	ひき割り小麦のパン	リンゴジュース	ハム	インゲンマメ	ニンジン	セロリ		
								24-D						24-D	1
													Ace	Ace	1
							BHC							BHC	1
							Cno							Cno	1
							Cpa							Cpa	1
								Cpm						Cpm	1
						Cpy								Cpy	1
									Car					Car	1
DDE													DDE	DDE	2
													Dan	Dan	1
	Dic													Dic	1
								Dip						Dip	1
								EⅡ						EⅡ	1
					EnS	EnS								EnS	2
								Lin						Lin	1
									Mal					Mal	1
							P						P	P	2
	Prg													Prg	1
									Thi					Thi	1
													計	19種	22

■ =禁止農薬

クロロホルム、スチレン、トルエン、トリメチルベンゼン、キシレン）が認められないことも示す。

　　予想通り、この比較から、①2つの食事にはいずれもかなりの数の化学汚染物質が含まれる、②高脂肪食のほうが禁止農薬の発生が多い、ということがわかる。いずれの食事も、化学物質の数は有機製品の購入によりかなり抑えられるが、最終的に低脂肪食（禁止農薬が少ない）のほうが、ある化学物質の複数の供給源、および合成化学物質を含むことが少ない。

表4-1b 低脂肪食と高脂肪食の比較② 【高脂肪食の例】

	朝食				昼食					夕食				検出された化学物質の種類	検出された化学物質の総数
ベーコン	卵(焼き)	ビスケット	バター	アップルソース	ボローニャソーセージ	アメリカンチーズ(プロセスチーズ)	マヨネーズ	小麦パン	バナナ	牛肉(挽肉)	ベークポテト	サワークリーム	アスパラガス		
					BZ				BZ	BZ				BZ	3
							Cpm					Cam		Cam	1
			Car											Car	1
			Cfo				Cfo					Cfo		Cfo	3
														Cpm	1
			DDE		DDE	DDE				DDE	DDE	DDE		DDE	6
			Die		Die	Die	Die			Die		Die		Die	6
								Dip						Dip	1
			EnS								EnS			EnS	2
			HCB											HCB	1
								Mal						Mal	1
	P													P	1
Sty			Sty											Sty	1
			TBZ											TBZ	1
									Thi		Thi			Thi	2
Tol			Tol		Tol	Tol				Tol				Tol	5
Xyl			Xyl			Xyl								Xyl	3
													計	17種	39

■ = 禁止農薬

　2つ目の例は、ベジタリアン用の食事で生じる可能性のある化学物質の摂取を調べるものである。この例では、厳格なベジタリアン用の食事（乳製品、肉、卵、魚を除く）を、卵と乳製品は食べてもよいベジタリアン用の食事と比較する。化学物質の摂取の可能性が最も高いベジタリアン用のメニューを**表4-2**に示す。この比較は、厳格なベジタリアン用の食事には27種の化学物質が含まれるが（検出された化学物質の総数は39）、卵と乳製品を含むベジタリアン用の食事には21種の化学物質しか含まれない（検出された化学物質の総数は36）ことを示す。さらに、高脂肪食や低脂肪食とまったく同じように、ベジタリアン用の食事では、異なる食品から同じ化学物質に何度もさらされる。

表4-2a　ベジタリアン用の食事の比較①【厳格なベジタリアン用の食事】

	朝食				昼食				夕食							検出された化学物質の種類	検出された化学物質の総数
	グラノーラ	レーズン	豆乳（*データなし）	リンゴジュース	ピーナッツバター	バナナ	ひき割り小麦のパン	コーンチップ	レタス	トマト	ピーマン	アボカド	イタリアンドレッシング	ミックスナッツ	ホワイトロール		
							24-D									24-D	1
											Ace					Ace	1
												BZ				BZ	1
														Cam		Cam	1
			Car													Car	1
													Cno			Cno	1
	Cpm						Cpm							Cpm		Cpm	3
			Cpy							Cpy				Cpy		Cpy	3
		DDE			DDE											DDE	2
		Dic														Dic	1
					Die											Die	1
							Dip									Dip	1
														EBZ		EBZ	1
										EⅡ						EⅡ	1
			EnS						EnS	EnS						EnS	3
							Mal							Mal		Mal	2
											Mos					Mos	1
										P						P	1
			Pal													Pal	1
			PBZ													PBZ	1
	Prg															Prg	1
														TBZ		TBZ	1
			Thi		Thi											Thi	2
			Tol				Tol							Tol		Tol	3
			Tox													Tox	1
			Sty											Sty		Sty	2
														Xyl		Xyl	1
															計	27種	39

▨ ＝禁止農薬

表4-2b　ベジタリアン用の食事の比較②【ベジタリアン用の食事＋卵と乳製品】

	朝食				昼食					夕食						検出された化学物質の種類	検出された化学物質の総数
プレーンヨーグルト	イチゴ	ベーグル	ジャム	卵（固ゆで）	マヨネーズ	全粒小麦粉のパン	ポテトチップス	リンゴ	マカロニ	チェダーチーズ	レタス	トマト	キュウリ	オリーブ油			
								Azi							Azi	1
							Cam								Cam	1
	Car														Car	1
	Cap														Cap	1
										Cfo					Cfo	1
		Cpm					Cpm								Cpm	2
													Cpy		Cpy	1
										DDE					DDE	1
					Die					Die					Die	2
							Dip								Dip	1
								EnⅠ					EnⅠ		EnⅠ	2
							EⅡ			EⅡ	EⅡ				EⅡ	3
							EnS			EnS	EnS	EnS	EnS		EnS	5
Ipr															Ipr	1
	Mal				Mal										Mal	2
							Mxy								Mxy	1
												P			P	1
Sty															Sty	1
			Thi				Thi								Thi	2
					Tol					Tol				Tol	Tol	3
							Xyl	Xyl							Xyl	2
															計 21種	35

■＝禁止農薬

　明らかに、有機食品を非有機食品の代わりに用いないベジタリアン用の食事は、1日に少なくとも20～30種の合成化学物質を含むであろう。一般に、ベジタリアン用の食事には、タンパク質製品や乳製品よりも禁止農薬がはるかに少ない。

　このことは、ベジタリアン用の食事では、非有機食品の代わりに有機食品を用いることで化学物質の数が大幅に減少することを示唆する（すなわち、このことから、消費者が化学物質を含まないホウレンソウやコ

ラードを見つけられない限り、これらの野菜類を避けたり最低限に抑えたりすると考えられる）。

これ以外の化学物質の摂取を比較する良い例は、子どもの弁当に入っている食品である。朝や夕方の慌ただしいときに子どもの昼食も一緒に準備することを考えれば、食品の多くは、予め包装された状態で販売されている（プレパッケージ）食品や、組み合わせやすい食品になる。

たとえば、簡単な昼食としては、個装されたスナック菓子（クッキー、ケーキ、チップ、チョコレートキャンディ、ナッツ、プリン）や果実（箱入りレーズン、オレンジ、バナナ、リンゴ、ナシ）が多い。その多くには、相当数の化学的汚染物質が認められる。スナック菓子や果実類に加えて、ふつうのサンドイッチにもかなりの数の合成化学物質が含まれると考えられる。さまざまなサンドイッチに含まれると思われる化学物質を表4-3で比較する。

弁当には非常に多くの食品が入っており、それらの食品には多数の合成化学物質が含まれるため、いずれにしても、最悪のケースの弁当の例と最良のケースの弁当の例を通して、異なる合成化学物質の数を予想することが重要である。最悪のケースの弁当の例（表4-4）は、ピーナッツバターとジャムのサンドイッチ、ポテトチップス、リンゴ、チョコレートチップクッキーなどである。この場合、1回の食事に21種類の合成化学物質が含まれることになる。

これに対して、最良のケースの弁当の例（表4-5）は、七面鳥肉サンドイッチ（ライ麦パン、マヨネーズ付き）、コーンチップ、バナナ、サンド型クッキーなどである。この場合、1回の食事に6種類の合成化学物質が含まれることになる。

子どもの学校での昼食は、自家製品の場合と市販製品の場合がある。混合製品カテゴリー（市販品やファストフード製品）で認められる化学物質の数を考慮すると、親はプレパッケージ製品を少なくするよう真剣に考え、有機製品を使った自家製の弁当に切り替えるべきである。

これまでの例は、個人の食品の好みに関連した化学物質の多様性を示している。これらの例は包括的なものではないため、自分が摂取する化学物質の数と種類を制限したいと思う消費者は、表2-1～2-13を用いて、自分自身の食品の選択を考慮すべきである。

表4-3 サンドイッチの比較

マスタードを塗った白パンにボローニャソーセージとアメリカンチーズをサンド	白パンにピーナッツバターとジャムをサンド	マスタードを塗った小麦パンにアメリカンチーズをサンド
BHC	Cpm	BHC
Cpa	Cpy	Cpa
Cno	DDE	Cno
Cfo	Die	Cfo
Cpm	Dip	Cpm
DDE　(2)	EnS	DDE
Die	Mal	Die
Dip	Pal	Dip
Lin	PBZ	Lin
Mal	Sty	Mal
Tol	Tol	Tol
PCE	Tox	Xyl
Xyl		

マスタードを塗ったライ麦パンにハムとスイスチーズをサンド	小麦パンにツナサラダ、レタス、トマトをサンド	小麦パンに卵サラダをサンド
BHC	BZ	Cpm
DDE	Cpm	Cpy
Die	Cpy	DDE
Cpa	Die	Die　(2)
Cno	Dip	Dip
Cfo	EⅡ	Mal
Cpm	EnS　(2)	Pir
Lin	Mal	
Mal	P	
Tol		

マスタードを塗ったライ麦パンにハムをサンド	小麦パンにツナサラダをサンド	マヨネーズを塗ったライ麦パンに七面鳥肉をサンド
BHC	BZ	Cpm
Cpm	Cpm	Die
Cpa	Die	Mal
Cno	Dip	
Lin	Mal	
Mal		

■ = 禁止農薬　　注：( )は複数の発生数を示す。

第4章　食事および化学物質の混合物

表4-4　最悪のランチボックスの例

白パンに ピーナッツバターと ジャムをサンド	ポテトチップス	リンゴ	チョコレート チップクッキー	弁当における 化学物質の種類
		Azi		アジンホスメチル
	Cam			クロルプロファム
Cpy				クロルピリホス
Cpm			Cpm	クロルピリホスメチル　(2)
DDE				DDE
Die				ジエルドリン
Dip				ジフェニル-エチルヘキシル
		EnI		エンドスルファンI
		EII		エンドスルファンII
EnS				硫酸エンドスルファン
			Lin	リンデン
Mal			Mal	マラチオン　(2)
		Mxy		メトキシクロル
Pal				ペンタクロロアニリン
PBZ				ペンタクロロベンゼン
Sty			Sty	スチレン　(2)
		Thi		チアベンダゾール
Tol	Tol		Tol	トルエン　(3)
Tox				トキサフェン
			TBZ	トリメチルベンゼン
		Xyl		キシレン

■＝禁止農薬　注：( ) は同じ化学物質を含む食品の数を示す。

表4-5　最良のランチボックスの例

マヨネーズを塗った ライ麦パンに 七面鳥肉をサンド	コーンチップ	バナナ	サンド型 クッキー	弁当における 化学物質の種類
Cpm			Cpm	クロルピリホスメチル　(2)
Die				ジエルドリン
Mal			Mal	マラチオン　(2)
			Sty	スチレン
		Thi		チアベンダゾール
		Tol	Tol	トルエン　(2)

■＝禁止農薬　注：( ) は同じ化学物質を含む食品の数を示す。

まとめ

　FDAが集めたデータに基づくと、合成化学物質の混合物や禁止農薬を含まない食事はないことが明らかである。有機食品であっても、である。このため、本書は、化学物質の混合物について十分な情報を得た上で判断したいと思っている人のために、自身の日々の食事のみならず子どもたちの食事の選択ができるよう、化学的な情報を提供したつもりである。

付録 1
マーケットバスケット調査と化学物質の詳細

マーケットバスケット調査

　第 1 章で論じたマーケットバスケット調査の選択にあたっては、①アメリカの主要地域（同じ都市のマーケットバスケット調査が行われていない）の情報、および②食品中に含まれる農薬と工業用有機化学物質の両方についての化学的な情報を提供する。

　これらの選択基準をもとに、以下のマーケットバスケット調査を選択した。

表・付-1　マーケットバスケット調査の概要

マーケットバスケット調査	都　市	州	地域・地区
96-1	ベーカーズフィールド	カリフォルニア	北西部
	オグデン	ユタ	
	タコマ	ワシントン	
96-2	チャールストン	サウスカロライナ	南東部
	ラフィエット	ルイジアナ	
	ウエストパームビーチ	フロリダ	
97-1	フェニックス	アリゾナ	南西部
	フレズノ	カリフォルニア	
	サンアントニオ	テキサス	
98-1	ボイシ	アイダホ	西部
	ロサンジェルス	カリフォルニア	
	プエブロ	コロラド	
98-2	バトンルージュ	ルイジアナ	南中部
	サバナ	ジョージア	
	タルサ	オクラホマ	
98-3	ロングビーチ／アシュベリーパーク	ニュージャージー	南東部
	ニューヨーク	ニューヨーク	
	プロビデンス	ロードアイランド	
98-4	デイトン	オハイオ	北中部
	ピオリア	イリノイ	
	スーフォールズ	サウスダコタ	

マーケットバスケット調査	都　　市	州	地域・地区
99-1	デンバー	コロラド	西部
	ポートランド	オレゴン	
	リノ	ネバダ	
99-3	ビンガムトン	ニューヨーク	北東部
	ハリスバーグ	ペンシルベニア	
	ウースター	マサチューセッツ	
00-1	グランドラピッズ	ミシガン	北中部
	ミルウォーキー	ウィスコンシン	
	スプリングフィールド	ミズーリ	
00-3	バーミングハム	アラバマ	南中部
	コロンバス	ジョージア	
	ジャクソン	ミシシッピ	
01-3	オクラホマシティ	オクラホマ	東部
	オーランド	フロリダ	
	ワシントン	コロンビア特別区	

マーケットバスケット調査の食品中に検出された合成化学物質

　以下の表に挙げる化学物質はすべて、本書で用いた全マーケットバスケット調査で、少なくとも1つの食品中に検出された。

表・付-2　食品中に検出された化学物質一覧

農　　薬	略語	種類	クラス
アセフェート	Ace	殺虫剤	有機リン系
アトラジン	Atz	除草剤	トリアジン系
アジンホスメチル	Azi	殺虫剤	有機リン系
ベノミル	Ben	殺菌剤	ベンズイミダゾール系
ベンゼンヘキサクロライド（禁止）*	BHC	殺虫剤	有機塩素系
ビフェントリン	Bif	殺虫剤	ピレスロイド系
カプタン	Cap	殺菌剤	チオフタルイミド
カルバリル	Car	殺虫剤	N-メチルカルバメート系
クロルダン（禁止）*	Cd	殺虫剤	有機塩素系
カプロン酸クロロエチル*	Ccp	農薬	有機塩素系
ラウリン酸クロロエチル*	Cau	農薬	有機塩素系
パルミチン酸クロロエチル*	Cpa	農薬	有機塩素系
ステアリン酸クロロエチル*	Cte	農薬	有機塩素系
リノール酸クロロエチル*	Cno	農薬	有機塩素系

＊＝塩化化合物

付録1　マーケットバスケット調査と化学物質の詳細

農　　薬	略語	種類	クラス
ミリスチン酸クロロエチル*	Cmy	農薬	有機塩素系
クロロタロニル*	Cil	殺菌剤	置換ベンゼン
クロルプロファム*	Cam	除草剤	カルバメート系
クロルピリホス*	Cpy	殺虫剤	有機リン系
クロルピリホスメチル*	Cpm	殺虫剤	有機リン系
クロピラリド*	Clo	除草剤	ピリジンカルボキシル酸
クマホス*	Cou	殺虫剤	有機リン系
クメン（イソプロピルベンゼン）	Cum	農薬	石油誘導体
シフルスリン*	Cyf	殺虫剤	ピレスロイド系
シペルメトリン*	Cin	殺虫剤	ピレスロイド系
シプロジニル	Cil	殺菌剤	有機アミン系
DCPA*	DCP	除草剤	フタル酸アルキル
DDT（禁止）*	DDT	殺虫剤	有機塩素系
DDE（禁止DDTの副産物）	DDE	副産物	有機塩素系
ジアジノン	Diz	殺虫剤	有機リン系
ジカンバ*	Dca	除草剤	安息香酸
ジクロラン*	Dan	殺菌剤	置換ベンゼン
ジエルドリン（禁止）*	Die	殺虫剤	有機塩素系
ジコホール*	Dic	殺虫剤	有機塩素系
ジメトエート	Dat	殺虫剤	有機リン系
ジフェニル-2-エチルヘキシルリン酸	Dip	農薬	有機リン系
エンドスルファンⅠ*	EnⅠ	殺虫剤	有機塩素系
エンドスルファンⅡ*	EⅡ	殺虫剤	有機塩素系
硫酸エンドスルファン*	EnS	副産物	有機塩素系
エンドリン（禁止）*	Edr	殺虫剤	有機塩素系
エスファンバレレート*	Efv	殺虫剤	ピレスロイド系
エチオン	Etn	殺虫剤	有機リン系
二塩化エチレン（禁止）*	Edi	殺虫剤	有機塩素系
エチレンチオ尿素	Eth	副産物	チオ尿素系
フェナリモル*	Far	殺菌剤	ピリミジン系
フェンヘキサミド*	Fex	殺菌剤	アニリド系
フェニトロチオン	Fit	殺虫剤	有機リン系
フェンバレレート*	Fen	殺虫剤	ピレスロイド系
ホルペト	Fol	殺菌剤	チオフタルイミド
ヘプタクロルエポキシド*	HE	副産物	有機塩素系
ヘキサクロロベンゼン（禁止）*	HCB	殺虫剤	有機塩素系
イプロジオン*	Ipr	殺菌剤	ジカルボキシイミド系
イプロジオン代謝物*	Ipm	副産物	有機塩素系
イソプロピル（3-クロロ-4-メトキシフェニル）*	icm	除草剤	有機塩素系
ラムダ-シハロトリン*	Lac	殺虫剤	ピレスロイド系
リンデン（制限）*	Lin	殺虫剤	有機塩素系
リニュロン*	Lrn	除草剤	尿素系

＊＝塩化化合物

農薬	略語	種類	クラス
マラチオン	Mal	殺虫剤	有機リン系
メカルバム	Mec	殺虫剤	有機リン系
メトミル	Met	殺虫剤	N-メチルカルバメート系
メタミドホス	Mos	殺虫剤	有機リン系
メチダチオン	Mat	殺虫剤	有機リン系
メトキシクロル*	Mxy	殺虫剤	有機塩素系
メトキシクロルオレフィン*	Mxo	副産物	有機塩素系
ネブロン*	Neb	除草剤	尿素系
トランス-ノナクロル*	Nac	殺虫剤	有機塩素系
オクタクロルエポキシド*	Oct	副産物	有機塩素系
オメトエート	Ome	殺虫剤	有機リン系
オキサミル	Oxa	殺虫剤	N-メチルカルバメート系
パラチオンメチル	Par	殺虫剤	有機リン系
ペンタクロロアニリン*	Pal	副産物	有機塩素系
ペンタクロロベンゼン*	PBZ	農薬	有機塩素系
ペンタクロロフェニルメチルエーテル*	Pme	農薬	有機塩素系
ペンタクロロフェニルメチルスルフィド*	Pms	農薬	有機塩素系
ペルメトリン*	P	殺虫剤	ピレスロイド系
ホサロン	Pne	殺虫剤	有機リン系
ホスメット	Pho	殺虫剤	有機リン系
ホスファミドン*	Pon	殺虫剤	有機リン系
ピリミホスメチル	Pri	殺虫剤	有機リン系
プロパルギット	Prg	殺虫剤	未分類
プロシミドン*	Pcy	殺虫剤	未分類
プロピコナゾール*	Pzo	殺菌剤	アゾール系
キンクロラック*	Qac	除草剤	未分類
キントゼン*	Qui	殺菌剤	置換ベンゼン
シマジン*	Sim	除草剤	トリアジン
TDE（禁止DDTの副産物）*	TDE	副産物	有機塩素系
テトラクロロアニリン*	Tca	副産物	有機塩素系
テトラジホン*	Ton	殺虫剤	未分類
チアベンダゾール	Thi	殺菌剤	ベンズイミダゾール系
トリブホス	Tri	除草剤	有機リン系
リン酸トリブチル	Tbp	農薬	未分類
トキサフェン（禁止）*	Tox	殺虫剤	有機塩素系
ビンクロゾリン*	Vin	殺菌剤	ジカルボキシイミド系

＊＝塩化化合物

付録1　マーケットバスケット調査と化学物質の詳細

工業用化学物質	略語	種類	クラス
ベンゼン	BZ		
ブロモベンゼン	BRB		
ブロモジクロロメタン	BDM		
n-ブチルベンゼン	BBZ		
四塩化炭素*	CTC		
クロロベンゼン*	CBZ		
クロロホルム*	Cfo		
トランス-1,2-ジクロロエテン*	DCE		
ジクロロベンゼン*	DBZ		
2,4-ジクロロ-6-ニトロベンゼンアミン*	DNB		
エチルベンゼン	EBZ		
ペルクロロエチレン*	PCE		
ポリ塩化ビフェニル	PCB		
プロピルベンゼン	Pyl		
スチレン	Sty		
テトラクロロベンゼン*	RBZ		
トリクロロエチレン	TCE		
1,1,1-トリクロロエタン*	TCA		
トリメチルベンゼン	TBZ		
リン酸トリフェニル	Tpp		
トルエン	Tol		
キシレン	Xyl		

＊＝塩化化合物

付録2
フード・ガイド・ピラミッド
― 毎日の食品を選択するための手引き ―

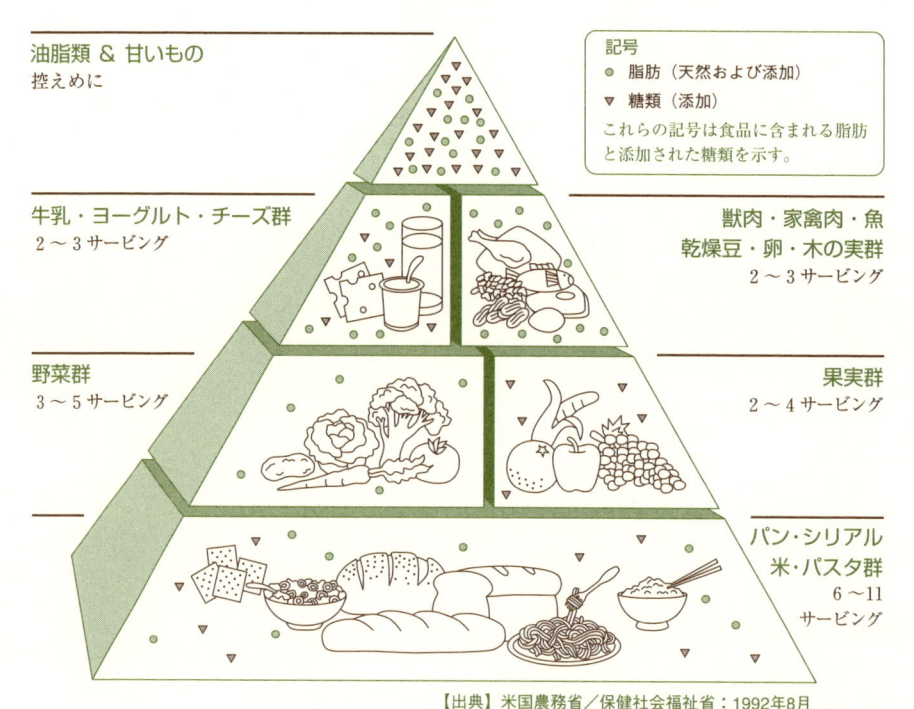

油脂類 & 甘いもの
控えめに

記号
● 脂肪（天然および添加）
▼ 糖類（添加）
これらの記号は食品に含まれる脂肪と添加された糖類を示す。

牛乳・ヨーグルト・チーズ群
2～3サービング

**獣肉・家禽肉・魚
乾燥豆・卵・木の実群**
2～3サービング

野菜群
3～5サービング

果実群
2～4サービング

**パン・シリアル
米・パスタ群**
6～11サービング

【出典】米国農務省／保健社会福祉省：1992年8月

※上の図及び本文中のサービングについてはP.10参照のこと。

　毎日の食事をより良く摂るためフード・ガイド・ピラミッドを使う。これが「食生活指針」のやり方である。まず、たくさんのパン、シリアル、米、パスタ、野菜類、そして果実類から始める。牛乳の群から2～3サービング、肉の群から2～3サービングを加える。

　それぞれの食品群は、すべてではないにしても、ある程度の必要な栄養素を提供する。どの食品群が他の食品群よりも重要ということはない。良い健康状態を得るにはすべてが必要である。ピラミッドの先端にある油脂類や甘いものの摂取は控えめにする。

Academic Press is an imprint of Elsevier
30 Corporate Drive, Suite 400, Burlington, MA 01803, USA
525 B Street, Suite 1900, San Diego, California 92101-4495, USA
84 Theobald's Road, London WC1X 8RR, UK

Copyright © 2006, Elsevier Inc. All rights reserved.

No part of this publication may be reproduced or transmitted in any form or by any means, electronic or mechanical, including photocopy, recording, or any information storage and retrieval system, without permission in writing from the publisher.

This edition of Choosing Safer Foods. A Guide to Minimizing Synthetic Chemicals in Your Diet by Patrick Sullivan; James Clark is published by arrngement with Elsevier INC of 200 Wheeler Road, 6th Floor, Burlington, MA01803, USA

食品に含まれる
合成化学物質の安全性

-
-
-

著 者
パトリック J. サリヴァン（Patrick J. Sullivan）
土壌科学者、カリフォルニア州サンマテオ地球化学者法律経営協会会員。

ジェイムス J.J クラーク（James J.J Clark）
毒性研究者、カリフォルニア州サンタモニカ土壌/排出物/大気汚染防止事業部所属。

翻 訳
金岡 環（かなおか たまき）
医薬翻訳者。『食品・栄養・食事療法事典』（産調出版刊）を分担翻訳。

発　行	2008年7月10日
本体価格	1,600円
発行者	平野　陽三
発行元	**ガイアブックス**
	〒169-0074　東京都新宿区北新宿 3-14-8
	tel. 03-3366-1411　fax. 03-3366-3503
	http://www.gaiajapan.co.jp
発売元	産調出版株式会社
印刷製本	株式会社シナノ

copyright:SUNCHOH SHUPPAN INC.JAPAN
ISBN978-4-88282-671-2　C0043

落丁本・乱丁本はお取り替えいたします。
本書を許可なく複製することは、かたくお断りします。
Printed in Japan

NATURAL STANDARDによる有効性評価
ハーブ＆サプリメント

科学的・臨床的検査を基にした根拠のある「ハーブとサプリメント」EBM情報データ集

本書の特徴
- 98の主要なハーブやサプリメントについて、詳細で科学的根拠に基づいた系統的レビューが得られる。
- 安全で有効なハーブやサプリメントについての臨床判断に必要な偏りのない事実が得られる。
- 各治療法の安全性と有効性についての情報が得られる。
- 全ての利用可能な情報の信頼度のランクが示されている。
- 米国予防医療委員会の包括的評価尺度を用いて、ハーブとサプリメントの有効性を評価している。
- 薬物／ハーブ／サプリメント／食品との相互作用や臨床検査への影響の臨床的意義を確認することができる。

ハーブやサプリメントを選択するための偏りのない意思決定支援ツール！

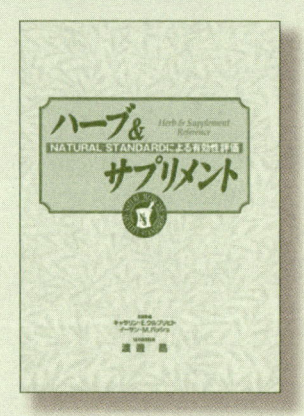

監修：渡邉昌（独）国立健康・栄養研究所理事長

価格 **24,000**円＋税
A4変形・1,400ページ・上製本・ケース付き

栄養素の許容上限摂取量の決め方

栄養物質の許容上限摂取量の確率およびリスクの決定に関連する重要事項を明確に示す

本書の特徴
- 強化食品、栄養補助食品、特別に調整された食品など「機能性食品」のリスク評価のモデル。
- 食品の栄養物質あるいはサプリメント中のフィトケミカル等に対しておこなうリスク評価を、従来と異なる手法でアプローチ。
- 本書はこの問題にとりくむ人々にとって一筋の光明となるものと思う（渡辺昌「前がき」より）。

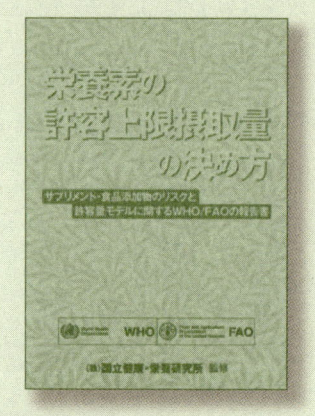

著者：国際連合食糧農業機関（FAO）
　　　世界保健機関（WHO）
監修：（独）国立健康・栄養研究所

価格 **2,900**円＋税
B5変形・341ページ

■FAXまたは電話でお申し込みください。
　お支払いは代引き等
　ご相談ください。

ガイアブックス

〒169-0074 東京都新宿区北新宿 3-14-8
TEL.03-3366-1411 FAX.03-3366-3503